JN284768

境界に生きた心子

稲本 雅之

星和書店

Seiwa Shoten Publishers

2-5 Kamitakaido 1-Chome
Suginamiku Tokyo 168-0074, Japan

まえがき

――愛くるしく楽しい心子《しんこ》。純粋で果てない理想を追い求め、我が身の犠牲も厭《いと》わない。だがひとたびキレると、その怒りは相手を致命的にこき下ろす。そして見捨てられた嬰児《みどりご》のように、寂しがり屋で傷つきやすい心子。まさに万華鏡のごとく、心子は陰と陽の境界を狂おしくさまよい歩く。心子と過ごす日々はすこぶる愛しくて愉快な一方、壮絶な葛藤の連続である。激しい感情の起伏に自他を巻き込みながら、心子は天と地のみぎわで千変万化の悲喜劇を繰り広げる。彼女が欲するのはただ、際限のない愛情だけなのだ。

しかし、一パーセントでもそれが欠けようものなら、深い悲しみが恐ろしい怒りとなって襲いかかる。彼女を救うことができるのは、ひたすらな愛情でしかなかった――

拙著は心子と僕の交じらいを、事実のままに書き記した愛の物語である。心子とは甘い蜜月と凄絶な修羅場とが、目まぐるしく展開された。心子が「境界性パーソナリティ障害（境界性人格障害／ボーダー／ＢＰＤ）」という心の障害を持っていることが分かったのは、彼女との深交が始まってしばらくしてからのことだった。感情のアップダウンが凄まじく、微々たることでキレたりうつ状態になったり、自分をコントロールできなくなってしまうのだ。「境界性パーソナリティ障害」を知っている人は、僕の周りでもまだまだ多くはなく、多重人格や躁うつ病と混同されたりもする。しかしボーダーの人は現在ますます増えており、周囲の無理解にも苦しみ悩んでいる人は多い。彼らはときに人間関係をかき乱し、傍目には身勝手だと疎《うと》まれてしまう。だが、一転して自己嫌悪に陥り、自らの心身を傷つけたり、失望に責めさいなまれたりする。あふれ出す激情の奔流に呑み込まれ、逆らう力もなく窒息しているのは彼ら自身なのだ。先天的な素因や幼少期の不運な環境などによって、人格の要《かなめ》が発達できなかった。それを推して知るところから、ボーダーの人たちと歩む第一歩が始まると思う。

児童虐待などに見られるように、現代は親からの適切な愛情の欠如により、子供の人格形成に様々な支障をきたしている。また、人同士の親愛なコミュニケーションが薄れ、急速に変化する情報社会で価値観が混沌とし、中核を失った不安の時代を迎えている。そのような中で、日本人になべてボーダー的傾向が高まっているとも言われる。ボーダーの人は我々に警鐘を鳴らしている。拙著によってボーダーに関する理解が促され、互いに少しでも苦労を和らげる一助になればと願うものだ。そして、人間にとって愛情がいかに欠かせないものかということを伝えていきたい。心子と共に……。

（ボーダーの方が拙著を読まれた場合、非常に共感・感動し救われたと言われる方と、パニックやフラッシュバックを起こしたり傷ついたりされる方の、両極端に分かれるかもしれない。それがボーダーの方の特質であるとも言えるが、ボーダーの方の心の健康を守る必要があるので、予めその点をくれぐれもご了承いただきたい。

なお、本書の登場人物、地名などは、著者名と一部を除き全て仮名《かめい》である。）

稲本　雅之

境界に生きた心子——目次

一　プロローグ

〈元気ですか？　とても寒いね。暖めてほしい、あなたの心と体で……いつでも、どこにいても〉

〈今電話したけどお留守でした。早く帰って。わがままでゴメンナサイ。そばにいてほしいの。逢いたいの。包んで欲しい〉

心子《しんこ》からのメールだ。

〈マー君、マー君……辛い時いつもそう呼ぶの。マー君助けて！〉

　村瀬心子、三十五歳。彼女は身も心もその年齢とは無縁だ。優に十歳以上は若く見える。小柄でくりっとした目が愛くるしい。純情でセンチメンタルな童女の風情を漂わせる心子。電話で出しぬけにこんなことを言ったこともある。

「お願いがあります。いっぱい愛して。もうこれ以上いらないっていうくらい、いっぱい愛して」

心子は限りなく満たされた、完璧な愛情を熱望している。

一方で、心子は本当に人を笑わせてくれる。

「♪ひとっつ、ひっとより　ちっからもち〜〜〜〜〜いっ！」

思いっきり小節をきかせまくって「いなかっぺ大将」を唸る。人さし指を横にして鼻の下をこするのが癖だ。わざとそうして僕に見せたりする。僕までその癖が移ってしまった。

また、何にでもニックネームを付ける。僕・稲本雅之（四十三歳）は「マー君」になった。手袋は「おてぶ」だ。

「ん？　おでぶ？」

僕が茶々を入れる。

「おてぶゥ！　おでぶはしんこ！」

めっぽう三枚目の心子である。

バイト先の喫茶店で、魚を三枚に下ろしてくれと言われたとき、心子はあっという間に「できました」と言った。店長が驚いて見ると、魚が頭、胴体、尻尾に切断され、心子はニコニコしていた。本人は大まじめだ。豚肉は水で洗った。友達からは心子に料理を作らせるなと言われている。呆れたことに、心子は調理師免許を持っている（調理師の試験は衛生や栄養価などのペーパーテストだけだと聞いた）。

その心子がときに豹変する。一緒に映画を観終わって僕の部屋へ来るとき、心子は少し体の具合が悪くなった。地下鉄の駅を降りて僕は気遣った。

「タクシー乗る？」

その途端、心子はキレた。僕を押しのけ、さっさと自分でタクシーを拾った。邪険にもむくれて一言も口をきかず、料金も自ら支払った。心子にとっては、乗るかどうか聞く前に、タクシーを拾うのが当然だったのだ。心子が求めるのは、痛みを百パーセント理解され、全てを抱擁される理想的な愛情である。わずかでもそれに飽き足らないと、その悲しみが怒りと化して荒れ狂い、自他を傷つける。心子自身、その感情を抑えることができなくなってしまうのだ。

幼いとかわがままという、単純なレベルのものではないということは、僕も次第に分かっていくことである。心子の生を彩る心の深層の不可思議さを、目の当たりにさせられていくのだった。

＊　＊　＊

話は、それからさらに六年前にさかのぼる。九〇年代の初頭、僕と心子はある心理関係のワークショップで巡り会った。心子はパートタイムで働きながら、カウンセラーの仕事と心理学の勉強をしていた。僕はしがないシナリオライターだ。心子はそのとき離婚直前だったのだが、僕に想いを寄せてくれた。思春期の少女のように純真で率直な恋路だった。僕も、気立てが真っすぐで可愛い心子に好意を感じた。何か「本当のこと」を求めているところなどは、僕と価値観を同じくした。

知り合って間もない折、僕は自分の作品を心子に見てもらった。心子は事前に友人から「うまく褒めておけばいいのよ」と言われていたそうだ。でも心子は単刀直入に忌憚《きたん》のない感想を述べた。そんなところにも僕は好感を抱いた。

しかしそのころ、僕には片想いの女性がいた。僕は二人の女性の間で気持ちが揺れ続け、心子の期待に全面的には応えることができなかった。

「半分じゃやだ！」

丸ごとの愛を欲しがって心子は泣いた。僕は自分が恋愛に苦しむ経験ばかりが多かったので、こちらが傷つける側にはなりたくなく、できる限り誠意を尽くした。だが心子は異様なほどデリケートにできていた。僕は腫れ物に触るように接したが、心子は僕の些細な言葉にも目に余るダメージを喫し、初めて味わったという失恋の痛手に身悶えした。消沈した彼女と向き合うことに僕は神経をすり減らし、何ヶ月かするうちだんだん重荷になってきてしまった。

ある日、夜中に心子から電話があった。いきなり僕の部屋に来たいと言う。理由は聞かないでくれと。突きつけるような口調だった。僕はやっと仕事を終えて寝ようとしていたところで疲れていた。これから朝まで寝ずに相手をするのには二の足を踏んだ。それでも心子は僕に無理じいした。僕は心子の胸中を慮《おもんぱか》り、彼女が来ることを承諾した。だが心子は僕が積極的でないことを責めた。

「独りでゆっくり寝てればいい」

僕をなじって心子は電話を切った。精一杯の思いやりを拒否されて、僕も心中穏やかではなかった。そんなことがあって、僕と心子は徐々に遠くなっていった。

しかしその後も、忘れたころになると心子から連絡が来た。困ったことがあるので弁護士を紹介してほしいとか、あるときは医者を紹介してほしいと言ってきた。僕は知人の弁護士やドクターを仲立ちしたり、できるだけのことをした。

心子も心遣いをしてくれた。僕の母は脳出血の後遺症で入院していたのだが、麻痺した腕が冷えて痛いと言う母のために、使い捨てカイロを沢山買ってきてくれた。またアルコールが好きな僕に、ビールにもワインにも使えるクリスタルグラスなどをプレゼントしてくれたりした。

心子は、僕と恋人ではなく友人として付き合っていくようにと、骨身を削って己と闘っていた。失恋の憂いを重々知っているつもりの僕は、彼女を損なわないよう腐心し、誠実に当たることに努めた。しかし敏感すぎる心子は、僕の気配りにも過剰に反応してしまう。心子は僕を非難しては、また離れていくということを何回も繰り返した。そのつど心子は身を切るような苦渋にのたうち回ったのだった。

そんなことで約六年が経過していった。やむを得なかったことだが、心子にはさんざん苦い想いをさせてしまった。

二　愛の始まり

一九九九年の夏、久しぶりに心子から電話がかかってきた。相談したいことがあるのだという。新宿のホテルの喫茶店で再会した彼女は、トレードマークだった腰までの長い髪をばっさりと切って、ショートカットになっていた。よく似合っていて、僕には好みだった。

心子は昨年から職場でいじめに遭っているという。主犯格の女性を中心にして、同僚の皆から無視されたり、バッグにお茶をかけられたり、因縁を付けられ何時間も罵倒されたり。男性の上司からもセクハラを受けた。心子は卑怯ないじめには負けなかったが、ついに神経性の腰痛で倒れて入院した。

だがその病院の医者は、精神的な要因による痛みに対応できず、そんなことがあるのかと思うのだが、心子はおむつをして身動きもできないような容体で、強制的に退院させられたという。自室でもトイレには這っていくありさまだった。心子は自ら考え出した過酷なりハビリを自分に課した。心子の艱難辛苦《かんなんしんく》の努力は尋常ではない。リミットを超えても絶対に諦めない。立つまでに三年かかると医者に匙を投げられたにもかかわらず、半年後、奇跡的に快復して歩けるようになった。職場では心子が廃人になったと噂されていたが、心子は捲土重来《けんどじゅうらい》を果たした。目を疑う社員に向かって心子は言った。

「地獄から戻ってきました」

クリスチャンの彼女は［＊注］教会で、子供のときから伸ばしていた髪を切ったのだった。それは会社への宣戦布告だった。不正や不実を断じて容赦しない心子である。心子はいじめをしてきた社員と、その対処を怠った会社の非を明らかにし、公式に労災として認めさせようとした。しかし精神的苦痛、ないし心因性の症状を労災認定するのは、当時まだ非常に壁が厚く、心子は弁護士に土下座して泣きついたが断られた。

［＊注：心子はまだ洗礼を受けていなかった。キリスト教では通例、受洗した人を「クリスチャン」と言い、その前の段階の人を「求道者」と呼ぶ。ただ「求道者」という言葉は一般になじみがないので、拙著ではあえて「求道者」の意味で「クリスチャン」と書くことにした。とはいえ心子の敬虔《けいけん》さは、クリスチャンに勝るとも劣らないものだった。彼女は主観的には間違いなく「クリスチャン」であり、自分でもそう言っていた。］

心子は心因性腰痛で精神科に通っていたが、ストレスになる活動をすることは主治医から一切止められていた。それでも心子は、職場の卑劣ないじめを許したくないと言い、他のいじめに苦しむ人たちのためにも、自分が精神的苦痛の労災認定の前例になりたいと悲願を訴えた。例え自分がちっぽけなアリであっても、世の中の理不尽という巨象に立ち向かうことをはばからないのだ。そのため僕にあと押しをしてほしいと、心子は頼ってきたのだった。

心子は、再会したホテルの喫茶店でも腰痛を起こして、僕は彼女の腰を強く押しながらもんだ。労災の活動が心子の負担になることを危惧したが、彼女の念願を遂げるためになるならと、僕は心子に協力することにした。

心子は労働組合に入った。そこのリーダーとは、お互い丁々発止《ちょうちょうはっし》の迷コンビになったようだ。リーダーは昔のマンガに出てくるキャラクターに似ていると心子は言って、「ラーメン小池さん」と命名した。いじめの事実を会社に提示するため、その経緯をまとめた書類を作るようラーメン小池さんから指示された。けれど心子のワープロは壊れていたので、僕の二台のワープロを使って二人で書類を書くことになった。

心子は僕の部屋にやって来て、共々徹夜の作業もした。眠気に襲われる心子に僕は目覚ましのガムをあげ、包み紙に激励のコメントをねだられて書き添えた。心子にワープロの操作を教えるとき、僕が彼女の後ろからキーボードに両手を伸ばすと、ちょうど彼女を抱くような格好になる。心子は子猫のように「ゴロゴロ」と言いながら、僕の腕や胸に頬をすり寄せて甘えた。僕は密かに胸が高鳴った。唇を重ねて愛撫し合うこともあった。元より心子の可愛らしさに引かれていた僕は、何日か同じ部屋で過ごすうち、いたいけな愛で慕ってくれる心子に情が傾いていったのだった。

作業をしていてたまげたことだが、心子は驚異的な暗記力の持ち主だ。いじめやその他数多くのでき事を、実に事細かく、時刻もことごとく分単位で覚えている。そのときの時計の針が視覚的に焼き付いているというのだ。

他にも心子の特殊な能力に舌を巻いたことがある。僕が仕事で福祉方面の調べ事をしていたとき、アメリカの福祉に関するある記述が、どの本のどの頁にあったか分からなくなってしまった。心子にその部分の内容と、頁にあった写真の説明をすると、彼女は本の頁を一冊ずつ物すごいスピードでめくっていった。瞬間的に文章を読み取っている。

「ここ？」

心子がある頁を指さした。ビンゴである。しかも僕が説明した写真の見覚えは半分ぐらい違っていた。彼女はそれをも見越したうえで、幅を持たせて探していたというのだ。

「便利だなぁ、こういうのが家に一台あると」

そうかと思えば、心子はまれに見る不器用である。運動神経はゼロだ。あるとき、今にも怪我をしそうな手つきで缶切りを使っていた。

「うんしょ、うんしょ」

生まれてこのかた、缶詰を開けたのは三回目だという。コンビーフの缶は開けられない。子供のとき、お腹がすいて親もおらず、コンビーフの缶を見つけて開けようとしたが、缶の切れ端がクルクルほどけてしまい、にっちもさっちもいかずに泣いたという〝悲しい〟思い出があるのだそうだ。それ以来心子は、コンビーフは切なくて食べられない。


さて、会社のいじめの張本人は、狡猾《こうかつ》な証拠隠しや手練手管《てれんてくだ》で周囲の抱き込み工作をし、心子の立場はますます厳しいものになった。しかし心子には、達成不可能な目標でも挑んでいくガムシャラさがある。ラーメン小池さんと同行して会社へ団交に行った際、心子はにわかに立ち上がって、上司たちを指さし気色《けしき》ばんだ。

「お前たち皆クビにしてやる！」

ラーメン小池さんが「まあまあまあ」と取りなす。

その反面、心子はいじめに遭って不快感で嘔吐し、心身ぼろぼろになって、二度と立ちなおれないほど打ちのめされてしまう。ガラス細工のようなか弱さである。

「一パーセントでも可能性があれば全力を尽くす！」

そう言って悲壮な気構えを見せた翌日には、

「もうだめ……何をやっても無駄……」

と泣き崩れた。まるでオセロのようである。ひとつでも黒に変わると、それまであった白が瞬時にして全て真っ黒になってしまう。百かゼロか、どちらかしかない。中間がないのだ。

その極端さに僕は戸惑いながら、心子がどん底に落ち込むたびに彼女を慰め励ました。一度やめると決めたら人の意見は聞かないという心子だが、ここまで手を尽くしてきたのに、いじめた連中を見逃していいのかと、僕は切々と説いた。そしてどうにかこうにか、心子は思いなおして、またやる気になった。

「あたしを説得するなんて、マー君ってすごいね」

そんなことをたび重ねていたが、心子は何の前ぶれもなく組合をやめてしまった。ラーメン小池さんに話が通じず、付いていけなくなったというのだ。心子は組合の中でも活躍していたので、急にやめると言われて組合員たちは面食らった。僕も力を合わせてやってきただけに、がっかりだった。最後に心子はラーメン小池さんに静かに言った。

「これからは、小さな者の話もちゃんと聞いてあげてください」

ラーメン小池さんはぐっさりと胸を刺され、大きく頭を落とした。「ガクッ」という音が聞こえたそうだ。

組合活動をやめた心子は、契約期限を前にして解雇され、敗北感に打ちひしがれた。頑張って、傷ついて、それでも頑張って、そしてラストは成就を前にして断念せざるを得なくなってしまう。なぜか、あたかも成功が常に彼女から逃げていくような、そんな心子だった。

後日談になるが、数ヶ月後このいじめの騒ぎは会社の上層部の耳に入り、関係者たちは処分されたという。ある日、左遷された上司の姿を心子は偶然見かけ、気の毒で胸を痛めた。

「今まで地位もあった人が、あの年になってあんな小さな事務所に飛ばされて……」

嫌というくらい被害をこうむって泣かされた加害者であっても、向こうが憂き目にさらされると、心子は情けをかけずにはいられないのだった。

＊　　＊　　＊

心子は中学のときから、心理学とカウンセリングの勉強を始めていた。とある心理学の第一人者と面識を得て見込まれ、勉強を勧められたという。心子は大学生に混じって心理のワークショップなどに出席し、ユニークなアイデアを出して周りを驚嘆させた。カウンセラーとしての観察眼も鋭い。僕が新聞を持つ指の形の、いつもとの些少《さしょう》な変化なども見逃さなかったりした。

二十代のとき、どのカウンセラーもお手上げだったクライアントを、独自のやり方で元気にさせたこともあった。それをまとめたレポートが論文として評価され、創学以来最年少の講師に推薦された。だがまだ若かった心子は、自分には早いと思って辞退した。地位や名誉、経済的なことにはさっぱり無欲なのだ。本人も、物欲、金(銭)欲、食欲がないと言っていた。自分のビジョンを実現するためには、地位も要るということが分かったのは、三十代になってからだった。

しかしカウンセリングには文字通り命を懸けている。あるカウンセリングの最中、男性のクライアントが、自分を振った恋人と心子を同一視して、心子に怒りをぶつけてきた。「転移」という、カウンセリングにおいてしばしば起こる現象だ。我を失ったクライアントは心子の首を強引に絞めてきた。心子は、今ここで拒んでは彼を救うことはできない、何が彼に必要なのかと、薄れゆく意識の中で必死に考えた。心子は彼の手に自分の手を添えて言った。

「もっと絞めていいですよ……」

彼は我に返り、心子の胸で泣いた。心子は掛け値なしに、カウンセリングの場で死ねるなら本望と思っているのだ。

時を経て、心子は医師を頂点とした精神医療界のヒエラルキーを知った。心理療法士はあまねく医師の指示のもとに治療を行なわなければならない。自分の方針に則った療法をほどこすことができない、カウンセラーという職業の限界を悟った。患者が何を欲しているか身をもって知っている心子は、自分の理念の診療を実践するために、薬の処方も可能な精神科医になることを志した。

医学部受験に向けて予備校に入学し、猛烈な試験勉強を開始した。四十台だった偏差値を、三ヶ月で六十台にはね上げた。道を歩きながら単語帳で英単語を覚え、右足が歩道、左足が車道と互い違いになっても気が付かず、電信柱に頭をぶつけた。すごい集中力なのかピエロなのか、いかにも心子らしい。働く時間も惜しんで勉強をするために、一週間キャベツだけで食いつなぎ、そのお金を参考書に当てた。そういうことが少しも苦にならないのだ。

しかしその後、前述のように心子は腰痛に悩まされることになり、現在の体力と経済力では医者になるのは絶望的になった。主治医からは勉強するのもストレスになると言われ、医学部は諦めるよう申し渡された。僕と再会して労災の活動をしたいと言ったのは、実はそんなときだった。心子は自分が医者になるのは奇跡だと言っていたが、目標のためなら何を犠牲にしてもかまわない、刻苦勉励《こっくべんれい》を物ともしない人間だ。医師への夢を捨てなければならない無念さに、心子は長い間もがき苦しんだ。通勤途中にある予備校の前を通るのが忍びなくて、通う道も変えた。夢に懸けることの重みや尊さを誰より知っている僕は、どんな心ばせの声かけも無力に思え、一筋に寄り添うことしかできなかった。

＊

心子は学生もしていた。大学ではミイちゃんという、アメリカ育ちの日本人の友達がいた。ミイちゃんは留学のため来日したが、日本にまだなじめない彼女に心子のほうから声をかけた。

「May I help you ? 」

心子はオーストラリアでホームステイしていた経験があり、日常会話程度の英語はどうにかできる。そのときからミイちゃんとの親交が始まった。島国根性の日本人の中で閉塞感をもよおしている心子は、リベラルで自立的なミイちゃんと価値観が合い、一番親しくなった。心子は日頃から自分はアメリカのほうが合うと言って、渡米を望んでいた。ミイちゃんは心子よりうんと年下だが、背も高くてリーダーシップがあり、子供っぽい心子のお姉さんのようにしていた。

ミイちゃんが心子にプレゼントをくれたという。おしゃれなパックに入ったコンドームだ。心子と僕はまだそういう縁がなかった。ミイちゃんは奥手の心子と僕の背中を押そうとしていたのだ。

「こんなの冗談だよ」

心子はコンドームのパックをポイと放って笑った。

＊

地下鉄の改札で心子と別れ際、ライトなキスをした。顔を赤らめた心子から、そのあとメールが来た。

〈駅でキスしてくれた時すご－く嬉しかった！　めちゃ恥ずかしかった！　顔がまっ赤になっ

ちゃった！〉

全く童子のように無邪気な心子である。別れるときはいつも気軽にキスをするようになった。

心子は「もんち」という猿のぬいぐるみと年中一緒にいる。外出するときも必ずもんちを抱くか、バッグの中に入れて歩く。知り合った当初は、いい年をして困ったもんだと思っていたが、もんちは心子にとって単なるぬいぐるみではなかった。寂しいとき、つらいとき、心子はもんちを抱いて泣き寝入りした。もんちには心子の涙が染みついて薄汚れているが、心子はそれを洗おうとしなかった。もんちは朝な夕な心子の横にいて、彼女を慰撫してくれるのだ。もんちは心子にはなくてはならない格別の存在だ。

「もんちは天使」

心子はそう言った。もんちを生きているものとして扱い、食事のときもまず先にもんちに一口食べさせ（る真似をし）てから自分が食べる。心子にはそんな仕種が似つかわしい。

某日、来たメール。

〈苦しいヨォ！　逢いたい！　アーン寂しい（稲本幼稚園・年少タンポポ組　しんこ&もんちより）〉

＊

愛らしくひょうきんで、苛烈で手ごわく、繊細でもろく崩れ、ひたむきで直情径行《ちょくじょうけいこう》。理解しがたいほどエキセントリックな気性の持ち主である。平常はとびきりチャーミングだが、一抹のきっかけで変転し、現実離れした言動に出る。心子はあちら側とこちら側の『境界』で、常に激しく揺れ動くのだった。

三　トライアングル——迷走の行方

〈愛はどこにありますか？　誰が私を必要としていると言うのでしょう？　欲しいものは愛だけなのに。しんこ〉

〈捨てるものは夢？　拾うものは現実？　休み方も生き方もわからない！　教えて！　助けて！〉

〈今は、そしてこれからも地獄地獄地獄!!!!!!!!!!地獄〉

心子は骨身にこたえることがあると一挙に抑うつ的になり、体調も崩して、メールを送ってきたりした。

〈とうとう眠れず朝を迎えました。静かな朝です。夜明けは人の悪意も消されて、一瞬でも平和が甦るよう〉〈このままこの朝が、この一瞬が止まればいいのに。私もこの空間に消えてしまえば救われるのに……〉

心子は自分にも相手にもパーフェクトを要求し、それが叶わない現状に打ち砕かれてしまう。そんなメールを受け取るごとに、僕はいたわりのメールや電話をした。

〈人間なんだから、「できなくて当たり前」と思うようにしてみたら？　君はいつも完璧を求めるから、自分を苦しめてしまう。「いい加減」は「良い加減」ということ。人が完全でないのも当たり前。もちろん、今すぐそう思えなくても、それもまた「当たり前」〉

僕がそばにいることで心子は癒され、生彩を取り戻して、心から感謝してくれた。

〈どんな言葉よりも今は、この一言。……マー君が……すき！〉

そんなメールは僕をとても嬉しくさせる。

しかし、心ゆくまで満ち足りることを期する心子からすれば、僕の心遣いの口ぶりが逆効果になることも頻発するのだった。


ふさぎ込んでしまった心子が行方知れずになった。心子の携帯電話は電源が切られたままになっていて、メールを出しても日を置かず返送されてきた。心配で気をもんでいると、二〜三日して心子から手紙が来た。東京を離れたくて、黙って旅に出たのだという。旅の途中、心子は静岡に寄ると書いてあった。

静岡には、心子と長らく深交のあった男性がいる。清志といった。心子の話によると大層優れた人物で、五ヶ国語に通じ、友人も大勢おり、誰からも人望が厚い。そして何より、人の痛みを感受する天性があるというのだ。心子が片想いで僕の愛を得られなかったときも、心子に手を差しのべてくれたのは、いつでも清志だったという。彼なら心子の煩いを解きほぐすことができるのだろうか？　かつてさんざん彼女を苦しめてしまった僕は、静岡へ行くなとは言えなかった。僕は心子の清志に対する腹中が分からなかったが、心子は今は清志が必要だと言った。

以後、メールは届いたり途絶えたりした。折しも銀杏の季節で、神宮外苑の銀杏並木を見ようとメールで取り交わし、連れ合って行く約束をした。

帰京した心子は元気になっていた。清志の所に何日かいて、親身に膝を交えてケアされたらしい。今まで黒い服が多かった心子だが、神宮外苑で会ったこの日は明るいベージュのコートと、チェックの太い毛糸のスカート、厚手のブーツという出で立ちだった。ミイちゃんが見立ててくれたのだという。平素あんまりファッションには気を遣わないが、心子はこういうキュートなスタイルがいいとミイちゃんは言った。同感だ。とても似合っていて、僕がしげしげ眺めると、はにかむ心子だった。

たまたま銀杏並木でテレビの二時間ドラマの撮影をしていて、心子と僕ともんちも点景で全国放送されることになった。心子はもんちをモデルに写真を撮ったりしてはしゃいだ。

今度は僕たちの写真を撮るため、心子は二人組のおばさんにシャッターを押してもらうよう頼んだ。こういうとき心子は茶目っ気たっぷりに、弾むような笑顔を振りまく。心子は僕の腕に手をからめ、寄り添ってポーズを取った。おばさんは、

「いいねえ、若い人は」

と笑った。僕も若く見えたほうだが、おばさんに聞こえないよう小声で呟いた。

「若くないんですけど。二人合わせて八十」

僕がその場をちょっと空けた間に、心子はおばさんたちからチョコレートをもらったという。五十代のおばさんたちは、自分らが足して八十と言われたと勘違いして喜んでいたそうだ。

やがて、日が落ちて辺りは暗くなっていった。ライトアップされた絵画館をバックに、長いキスをした。

*

クリスマスが近づいていた。水入らずで過ごそうと申し合わせていたが、心子はともすると急に加減が悪くなり、引きこもったりした。そんなとき、真夜中に心子からの電話が

鳴った。ふとまた旅に出ると言う。もう帰ってこられないと。

「この前は黙って行って悪かったから、電話したの。タクシー呼んだから、来るまでお話していよ……」

心子は静かに語った。僕は行ってほしくなかった。

「今からそっちへ行くよ」

「だめだよ……タクシー来ちゃうよ」

心子は、今は清志のほうに比重があると言った。それなのに、

「愛してるって言って」「ラブレター書いて」

などと切なくねだった。僕は真意を計りかねていた。そのうち心子は電話はもうやめようと言い出した。僕は引き止め、連絡だけは取れるようにしておいてほしいと懇願したが、心子は機嫌を損ねて電話を切った。直後にメールが来た。

〈私のことは忘れて、良いひとを見つけて幸福になって下さい。私はあなたを愛してはいません〉

僕が心子に和解を促すメールを出すのと入れ違いに、すぐ次の着信があった。

〈ごめんなさい。心子を許してください〉

まさに振り子のように、心子の気持ちはあっちからこっちへと行きつ戻りつするのだっ

た。そのつど僕は焦ったり安心したり、振り回されることになった。

心子は旅立った。こちらからのメールは受信されずに返ってきたが、心子から電話が来ることはあった。クリスマスには戻ると言う。だがこんなメールも送信されてきた。

〈あなたは優しい人。でも……愛してはいないの。旅の途中でまた静岡へ行こうと思う。許して〉

そして次の電話では、いじらしくこう言うのだった。

「愛してないって書いたけど、メールが来てないか、開いたりしてるの……」

心子の胸の内は雲をつかむようだった。

心子は清志の所からたびたびメールをくれた。僕とのクリスマスの予定を立て、イブの二十四日に帰ってくると言った。

そして、心子は約束通りやって来た。クリスマスの日は、心子に言われてケーキやクラッカー、とんがり帽子などを買ってきて、僕の部屋で祝った。僕は心子にオルゴールを贈り、心子は僕に聖書と、手袋、スカーフをプレゼントしてくれた。こんなカードが添えられていた。

雅之様
　99年のクリスマス・イブを、誰でもなく、雅之さん、あなたと迎えられることに、心から喜びを感じます。『いつも　ありがとう』今の私の一番の気持ちがこの言葉です。私を、この心子を愛してくれる雅之さん、今日から数日間、楽しい日々を二人で作りましょう。『メリー・クリスマス』　サンタクロースの小さなプレゼント、受け取って下さい。いつも、あなたの成功と幸福を、主イエス様と共に祈っています。
　大切な雅之様
99．12．24　心子

部屋を暗くして、ロウソクに火をつけた。心子は聖書に手を置き、神様に祈りを捧げた。それを聞きながら僕も手を合わせていた。お祈りが終わってロウソクの火を吹き消すと、心子はやにわに僕に抱きついて、キスをしてきた。そのまましなだれかかって横になり、二人は愛撫し合った。

その晩は、あったかい鍋を囲んだ。心子は、こういう家庭的な雰囲気を味わったことがないと言って涙ぐんだ。心子が幼いとき、両親は家業が忙しくて心子の面倒を見られず、一家の団欒《だんらん》というものはなかった。心子は幼稚園に上がる前から、何でも自力でする子になっていた。父親は心子が十歳のとき、持病の心臓発作で急死した。その以降も母親は働かねばならなかった。メンタルなものを重視する心子は、それを解せない母親と物の見方が異なり、母親を嫌っていた。十七歳で独り暮らしを始め、家庭に留まることはあまりなかった。

二十五のとき結婚が決まり、籍を出るのは嬉しかったという。しかし前夫との結婚生活は風変わりで、食事やベッドは別、〝夫婦生活〟はなかった。五年後、前夫は事業に失敗して借金を背負い込み、離婚することになった。僕は家族愛に恵まれなかった心子を、できるだけ楽しい心地にさせてあげたいと思った。

心子とワインを口移しで飲ませ合ったりした。そして、ひとつの布団に入った。僕は思い切って言った。

「ミイちゃんのプレゼント、使わせてもらおうか？」

心子はびっくりした顔を見せてどぎまぎした。おもむろに、心子と抱き合った。そして、その夜、僕たちは初めて結ばれた。

「……やっと、ここまで来られたね」

僕は感慨無量だった。

「ひとつになった……」

そう言って心子は胸をいっぱいにさせた。


朝が訪れた。

「♪おはよ、おはよ、朝だよー。おはよ、おはよ、朝だよー。おはよ、おはよ、あ・さ・だ・よーー」

心子は床の中で、幼稚園のときに毎朝歌ったという歌を、園児のように口ずさんだ。その日は二人、ひねもす布団で〝コロコロ〟していた。心子の表現だ。

「お床に入らせていただきます」

心子は僕の前に三つ指を付いてお辞儀した。一度そう言ってみるのが夢だったという。戯れに、心子のきわどい写真を撮ったりした。二日目は絵を観に行ったり、街を歩いたり。そうして濃密な四日間が流れた。貴重なクリスマスの想い出になった。


次の日、心子は静岡へ行かなければならなかった。清志は父親が経営する会社を引き継いでおり、心子の家との間では結婚の話があった。年末年始、心子は清志の家族に招かれて、清志と別荘で過ごすことになっていた。新幹線のチケットも清志の親が用意してくれ、今から取りやめることはできないという。僕は止めることはできなかった。僕は恋愛や三角関係で争ったりできない性分だ。新幹線の駅まで心子を送ることになった。心子は独りでは歩けないくらい心が寂しいのだ。これから別の男に会う彼女を見送ることになるとは……。でも心子のためには仕方ないと思った。

心子は、清志がプロポーズするかもしれないと言った。清志の家は裕福なので、体の弱い心子は働かずに、勉強だけしていればいいと言われるかもしれない。勉強が生き甲斐の心子にとって、その条件は一等夢見ることだった。そう言われたら断る自信はないと心子は言う。僕はそれだけはいけないという一念で説得した。口数の少ない僕が、電車の中でこんこんと説き続け、清志の申し出に屈しないよう約束をした。心子は黙って僕の目を見入って聞いていた。

新幹線のホームに着き、ひかりが入ってきた。心子はデッキに乗った。目と目を合わせた。僕はデッキに片足をかけ心子にキスをした。発車のベルが鳴る。唇を離さなかった。そのままずっとこうしていたかった。ベルが鳴りやんだ。引き裂かれる想いでホームに降りた。ドアが閉まった。窓越しに見つめ合う。ひかりが動きだす。心子の顔が次第に遠ざかっていく。いつまでも見送った。そして、心子は見えなくなった……。

僕は一日に何通もメールを送り続けた。意志をしっかり保って、清志の求婚を受け付けないこと。そして、清志とベッドを同じくしないこと。僕は身を砕いて切望した。心子からは何の応答もなかった。読まれていないのだろうか？　携帯電話を別荘へ持っていっていないのだろうか？　非力を嘆じざるを得なかった。

年が明けて六日目、期せずして心子が電話をくれた。

「声が聞きたかったの」

「行かせなければよかった。メールは読んでもらえてた？　携帯を置いてったんじゃないかと思って」

「そんなことしないよ。ちゃんと読んでた。返す言葉がなくて、メールを出せなかったけど……」

「約束は守ってもらえた？」

「今は何も聞かないで……」

心子は答えず、間もなく電話を切った。僕は一途な願いを込めて、〈早く帰って来てほしい〉とメールを打った。返信が来た。

〈もし、マー君がもっと早く私のことを……すべてがそう思える。ごめんなさい。今は何も聞

かないで。必ずマー君に会いに帰ります〉

何も聞かないでというのは、僕には一方的に感じられた。僕はメールで訴えた。

〈僕にも感情があります。知る権利があります〉

翌日、心子から電話があった。今東京にいると言う。心子の行動はまたぞろ唐突だ。

「あんなメールもらったら、帰らないわけにいかないよ。彼に嘘ついて、大騒動で帰ってきたの。彼、怒って、泣いて、初めてぶたれた」

暴力だけは看過できないと思った。

「早く逢いたい。逢ったらあったためて」

心子は今度のバレンタインデーに、僕に手編みのセーターをプレゼントしたいと言った。心子は以前から編み物をしていたが、編むのは自分が身に着けるものだけで、人に編んだことはないという。

「編んであげるのはマー君だけ。これから先も」

清志に比重があるという言い様とは裏腹に、心子の気持ちは僕のほうにあるのではないかと思えてならなかった。

明くる日曜日、教会の礼拝に行ったあとの心子を迎えに行き、僕の部屋へやって来た。また鍋をつついたり、楽しく語り合ったりした。そして、ひとつになった。

心子は、再び僕のもとへ馳せ戻ってきてくれた。その日から約一ヶ月の間、心子は僕の部屋で寝泊まりすることになった。

四　天国と地獄

古い鉄筋のアパートの一室、雑然として汚い所だが、心子は僕の部屋を好きだと言ってくれた。

「ただいま」

心子は僕の部屋に入るとき、決まってそう言う。ここが我が家のような気がするというのだ。駅から十分余りの道のりは、必ず僕が送り迎えするルールになった。歩くときは指を絡めて手をつなぐ。柔らかい心子の手だ。しかし、心子は自分のマンションには決して僕を入れない。僕が帰ったあとの空虚に耐えられないというのである。

心子と過ごす時間は無性に楽しい。

「♪おはよ、おはよ、朝だよー……」

毎朝、心子は寝床で可愛く小首を振りながら歌う。そして、僕が作る砂糖とミルクをたっぷり入れたコーヒーを飲む。力がなくて布団を押し入れに上げられない心子は、掛け布団だけたたんだ。

「しんこの役目」

こう言いながら掛け布団をたたむのが日課になった。

食事は全部僕が作る。といっても、親子丼や焼きそば、インスタント食品に毛が生えた程度のものだが。納豆をかき回すのだけは、「しんこの役目」。心子は普段は拒食気味でそんなに物を食べられないが、僕の部屋に来ると食が進むと言って喜んだ。それは僕にも嬉しいことだった。

スーパーで心子用のピンクの茶碗を買った。心子は不器用で塗り箸は滑って使えないと言うから、割り箸をしこたま買い込んだ。スーパーの商品棚の陰で、心子は人がいない隙を盗んで僕にキスをした。やけに興奮した。

僕は料理は熱々が好きなので、カレーなどは二人分を大皿に盛って保温トレイに乗せ、小皿に取りながら食べた。でも心子は最初から二皿に分けてほしいと言った。気が引けて自分の分を取れないと言うのだ。

心子はふざけてすねて見せたとき、ほっぺたをボールみたいに膨らませた。僕が心子のほっぺたを指でつつくと、口からぷっと空気が漏れる。心子はまたほっぺたを膨らませる。指でつついて空気が抜ける。何遍もそんなことをして戯れた。

心子は友達の話もよくするが、実に話術が巧みで僕は笑いこけてしまう。その話しっぷりを文字では再現できないのが残念だ。

僕は独り暮らしが長いため、もし結婚して誰かと暮らすことになったら、二十四時間同じ人とひとつ屋根の下にいると、息が抜けないのではないかという懸念があった。でも、八畳ほどの一室で心子と寝食を共にすることに、僕は少しも抵抗を感じなかった。我ながら意外だったが、心子との生活は自然に僕の体の中に入ってきた。

＊

僕は部屋の壁に、ある女優のポスターを何枚も貼っていた。心子は何だか見つめられてるみたいで嫌だと言い、しょうがなくポスターを取ることになった。僕が台に乗って順にポスターをはがし、後ろにいる心子に「ほこり取って」と言いながら渡していった。僕はポスターなどは丁寧に扱うタイプで、丸めて製図用の筒に入れてしまっておくつもりだった。はがし終えて振り向くと、あろうことか心子はポスターを四つ折にしていた。僕は肝をつぶしたが、心子はもう捨てるつもりでいた。

「何してる⁉」

僕が慌てふためくと、心子はことさらふざけてポスターをごみ箱にねじ込んだ。僕は腰が抜けるほど動転し、そして、すっかり落胆してしまった。

「普通ならぶっ飛ばされてるよ……」

僕は憮然として言い、心子に背を向けて仕事を始めた。心子が何となくおとなしくなった。誰かに手紙でも書いているらしい。しばらくして心子は憔悴しきって言った。

「いても楽しくないから帰る……」

心子は「ぶっ飛ばされてる」という僕の文句に、いけないことをしたと気付いたのだ。身も世もなく落ち込んで、表情は死んだようになっている。こうなったら水に流してあげなければいけないと僕は思い返し、心子をいたわって肩を抱いた。

「もういいから。大丈夫だよ、安心して……」

優しく抱きしめて心子をなだめた。心子は茫然として身じろぎもしなかった。

「許して……うつになるくらい反省したから……」

「分かってるよ、もう大丈夫だから」

そうして心子を慰め続けた。

心子と接するには、傷つけないように絶えず細心の注意を払わなければならなかった。

しかしトラブルはいつでも起きた。

＊

心子は前からうつ病で精神科に通っていると聞いていた。（のちに、O大病院の主治医である森本先生に伺ったところ、心子は抑うつ状態にはなるが、うつ病ではなかった。）

二月の初め、僕は心子の病気を理解するため、うつ病の本を買いに行った。うつ病は昨今ずいぶん市民権を得てきたし、当時でも大きな書店にはうつ病関連の本が山積みされていた。患者本人や家族も病気について知ることが、快方へ向かう手助けになる。僕は本屋で適当な一冊を買って帰り、心子にそのことを伝えた。勉強熱心で隠し事のない心子の性格からして、歓迎されるだろうと思ったのだ。

「見せて」

心子は本の頁をめくった。

「この薬は飲んでる」

などと言いながら見ていたが、突如、心子は本を放り投げて叫びだした。

「何でこんなことするの!?　あたしがうつ病だって知ってるのに……!!」

突拍子もない激変ぶりに愕然とした。心子は半狂乱になって僕を罵倒した。

「目の前でこんなもの見せるなんて、患者のこと何にも分かってない……!!」

心子はひどくあえぎ、心臓はばくばくと高鳴った。予想もしないことで、手のほどこしようがなかった。

「近づかないで……!!」

心子は僕を避け、深夜にもかかわらず静岡の清志に電話をかけて助け船を求めた。だが清志も就寝中でほどなく電話を切った。心子は苛立って煙草を何本もふかし、アルコールをあおった。僕は見守るしかなかった。

「またあたしを傷つけたね……あたしが本を見せろって言ったって、隠すのが常識でしょ。今度こそこれで終わり……あなたは私を傷つける危険な存在だわ」

僕は困惑した。こちらは悪気がないつもりでも、心子は致命的な衝撃を食らってしまう。僕にはどうすることもできなかった。これでジ・エンドなのか……短い恋だったと僕は天を仰いだ。

ところが、やがて心子は立ち戻り、それは幾度も繰り返されることになった。心子は僕の一言に突然パニックを起こして泣きわめき、嘔吐したこともある。

「これでもう終わり、二度とここへ来ることはない……」

そう言うときの心子は、確実に深刻で本気だった。そのたびごとに、僕は心子との別れを覚悟したのだった。

翌朝、僕は父が病院へ行く事情で帰省しなければならなかった。

その日の夜、心子を案じて実家から電話すると、彼女は言った。

「マー君はあたしのこと珍しいから、取材のために付き合ってるんでしょ」

これには憤慨した。僕は打算で物を書いたり、ましてそのために人を利用したりはしない。物書きとして僕が何より大事にし、プライドとしていることだ。これぱかりは聞き流すわけにいかなかった。僕は怒りを表した。

「怒ってるの？　本当のこと言われて」

心子は冷やかに言った。僕の怒りは通じなかった。心子の情緒が乱れているときには、彼女のどんな狼藉《ろうぜき》にも張り合ってはいけないのだと、僕は考えなおした。そういうときはどうやっても対話が成り立つことはない。心子は全然異質な精神状態になってしまっている。非現実的な批判をし、自身を省みる力そのものを失ってしまう。

僕が取り計らいのメールを送ると、こんな返事が来た。

〈マー君のこと、とても必要です。逢いたい。そばにいてほしい。好きです〉

嵐が過ぎ去ると、みだりな邪心は影をひそめ、僕に難癖をつけたことを死ぬほど悔やんだり、己を責めたりする。そんな自分を抑制できない。猫の目のように変わる激情に、本人が最も翻弄《ほんろう》されるのだ。重々苦しんでいるのは彼女自身なのである。

こんなメールも来た。

〈腰が痛くて眠れません。辛いの。マー君がいてくれたら、と思うと悲しく一人不安です。助けて！〉

〈しんこはマー君からのメールずっと待ってるの。やっぱり片想い？　なんかひとりぼっちのしんこです〉

次の日の電話で、心子は体調不良でO大病院へ行けず、薬をもらえないと言った。あいにく僕は締め切り直前の書き物があって、時間に追われていた。横浜の実家から東京へ薬を取りに行って、心子に届ける余裕はなかった。苦し紛れに提案してみた。

「薬を郵送してもらうことはできないかな？　それともお母さんに頼むか」

たちまち心子の言いぶりが変わった。彼女は僕が取りに行くと言うのを、腹の中で請求していたのだ。

「もうマー君には頼まない。信じた私がバカだったわ。清志に頼む。彼なら新幹線に乗って取りに行ってくれるから」

僕はO大へ行くと言いなおした。でも心子はもう聞き入れなかった。

「あなたは自分さえ良ければ、人はどうなってもかまわないんでしょ」
心子はひとしきり僕をくさして、電話を切った。バレンタインデーが近づいていたが、プレゼントのセーターは完成間近で投げ出されてしまった。

心子の過大な期待に、常に先回りして応えることは僕には不可能だった。そして心子は心から血を流して悶え苦しむ。そうしたとき、僕は是も非もなく心子の気持ちの傍らに居続けるだけだった。

僕は二十代後半のとき、失恋と創作上の思想の崩壊が絡み合い、泥沼の挫折に陥った体験がある。そのとき僕の命を救ってくれたのは、連日連夜僕の身の上に耳を傾けてくれた友人だった。彼がいてくれたことによって、僕は惨憺《さんたん》たる懊悩《おうのう》の底から何ヶ月もかけて這い上がり、やがてそこから実りあるものを育んでいくことができた。（最も苦しいとき、誰にも見えない所で、誰にも分からない豊饒《ほうじょう》なものが、暗黙のうちにうごめいている。日も当たらない地べたの底に埋もれた種は、いつしか芽吹く日のため人知れず息づいているのだ。人は、苦しいときこそ真に豊かなのである。）

奈落から蘇ってきたとき、僕はホスピスや生命倫理の分野に導かれ、死に瀕した患者さんの心に寄り添うことを学んだ。本当に苦しんでいる人は、励ましや助言が欲しいのではない。ただ苦しみを苦しみのままに受け入れてほしいのだ。人は人の嘆きに真心を寄せ、ひたすら相伴って居ることしかできない。そしてそのことだけが人を支え、いつの日にかその人自身で苦難に意味付けをしていくことができる。人間は必ず自分で自分を救済する力を秘めている。それを信じて、共に『居る』こと。そのスピリチュアルな力が、人の苦しみを昇華させるのだ。

*

傷心の旅に出た心子から手紙が届いた。

心子はいつも人間関係でショックを受けると、耐えられない悲しみとなって、怒りとなって、無言のままその人の前から消えてきました。今もあなたの前から消えつつある自分を感じています。母親を泣いて探す迷い子のように、心子はいつも求めていました。この世の中に唯一絶対の愛があることを。相手のためなら自分が死ぬことさえ笑って受け入れられるほどの、強い愛が存在することを。
マー君は穏やかで静かな空気を感じます。こんな優しく平和な時間があるのか、怖いくらいに平和なときでした。けれど、やはり足りないのです。心がどこか悲しく淋しく、埋められない大きな穴があいて、私を苦しめます。マー君と心子では、愛し方が違いすぎるのでしょうね……。

　誰も頼る者がなく、今まで以上に『ひとり』に耐えて、価値のないまま、夢のないまま生きてゆかなければならない。あるのは絶望です。また心を固くして、不自由なこの体と、弱く壊れそうな心を持ったまま。私は早く死にたいとずっと昔から願っていました。心子はいつも大声で叫びながら、ただただ泣いているばかりです。


　心子はあまりにも潔癖で、崇高な愛をこいねがっているのだった。そしてそれを裏切る娑婆《しゃば》の中で、乳飲み子のようにひしがれ泣き叫ぶ。僕も人一倍理想主義的なところがあったので、心子の塗炭《とたん》の苦しみを想像し断腸の思いだった。しかし混迷したこの俗世では、白馬の王子は別世界の夢物語だろう。〝完璧な愛情〟というものは実在しない。いわんや二人の人間の情感や思いが、終始一致することなどあるはずもない。人は自分の理想と現実の重みの狭間で悩み、両者を調和させたり折り合いを付けていったりする。しかし至上の愛を信じる心子には、それが極めて困難だった。

　いかな逆境にあっても、妥協したり自らの信条を捨てきれないジレンマと、僕もかつて血へどを吐きながら苦闘してきたことがあるので、心子の心情を否定することはできなかった。僕はひとえに心子の心裏を思いやり、苦悶が少しでも和らぐこと、心子が再度帰ってきてくれることを祈るしかなかった。

数日後、心子が泣きながら電話をよこしてきた。

「マー君と話すのは、また傷つけられるのが恐いの。もう、マー君のこと忘れたほうがいいのかな……？　でも、逢いたい……。あたしは全てを懸けてしまう。そういう愛し方しかできないの。弱いのね……」

＊

傷ついて、姿を消し、苦しんで、戻ってくる。そして甘え、求め、また傷ついては去っていく。今度こそは幕切れかと僕も観念する。だが心子は、ついにはまた舞い戻ってくるのだった。心子は狂おしいほどに悶絶しながら、天国と地獄の往き来を繰り返さざるを得なかった。

五　境界性パーソナリティ障害

心子にどういう態度を取ったらいいのか、僕は友人の臨床心理士に助言を請うた。心子のことを話すと彼女は言った。

「その人、ボーダー入ってるんじゃない？」

ボーダーライン・パーソナリティー・ディスオーダー（ＢＰＤ）。日本語で、「境界性パーソナリティ障害（境界性人格障害）」。僕はそのころボーダーについては、最近若い人の間で増えているらしいが、接するのが難しい問題のある人、という大ざっぱなことしか知らなかった。心理士の友人は、ボーダーの人はピュアで人を魅了するものを持っている、でも関わっていくにはこちらも命を共にするくらいの決意がいる、巻き込まれたらおしまい、自分の全人格でぶつかるしかない、などと言ってくれた。

僕は書店でボーダーの本を物色した。境界性パーソナリティ障害は精神医療界で注目されており、数種類の書物が出ていた。僕は何冊かの本を読み、インターネットでも調べた。

境界性パーソナリティ障害の特徴は、感情や対人関係、自己像（自分のイメージ）の不安定さであるという。特に衝動、怒り、愛情飢餓が強い。アメリカ精神医学会の精神科診断基準「ＤＳＭ-Ⅳ-ＴＲ」（二〇〇三年）を要約してみよう。

・見捨てられることを避けようとする、なりふりかまわない努力。
・理想化とこき下ろしの両極端を揺れ動く、不安定で激しい対人関係。
・不安定な自己像（同一性障害）。
・自己を傷つける可能性のある衝動性（浪費、性行為、物質乱用、むちゃ食いなど）。
・自殺行動やそぶり、自傷行為を繰り返す。
・顕著な気分の反応による、不安定な感情。
・慢性的な空虚感。
・不適切で激しい怒り。それを制御できない。
・一過性の妄想様観念、解離性症状。

以上のうち、最低五項目が該当すれば境界性パーソナリティ障害と診断される。大半が心子と合致している。

まさしく「理想化とこき下ろしの両極端を揺れ動く」というのは、僕がただならず振り回されているものだ。俗にジェットコースターと言われる。全か無か、白か黒かの「分裂

（splitting）」は、ボーダーの人の特徴である二分思考だ。人間は善悪の両面を合わせ持った、灰色で割り切れないものだということが認識できない。百パーセント理想的な文句なしの人間か、自分を打ちこわす最悪の輩か、一方でしかなくなってしまう。それは自分自身についても同様で、素晴らしいところもだめなところも両方あって自分なんだという、統合された自己イメージをキープできない。心子は並外れた夢や気概と、無力感や絶望との両極を行き戻りする、「不安定な自己像」を擁している。

「顕著な気分の反応による、不安定な感情」「不適切で激しい怒り。それを制御できない」という基準も、そのまま心子に当てはまる。そして心子は「見捨てられることを避けようと」、自分が見捨てられそうに嗅ぎ取ると、傷つく前に自分から相手を見捨ててしまう。この「見捨てられ感」もボーダーのキーワードのひとつだ。乳幼児期に、親から心理的に見捨てられた体験に基づいている。

また、心子の手には〝吐きダコ〟がある。過食をしては指を喉に突っ込んで嘔吐を重ねるため、指に歯が当たる部分にタコができるのだ。これは「自己を傷つける可能性のある衝動性（むちゃ食い）」に相当する。薬をまとめて大量に飲んだこと（物質乱用）もあったそうだ。（浪費や不特定多数相手の性行為などはない。）それから心子は「自殺行動や自傷行為」もしたことがあると聞いている。これらは「行動化（アクティング・アウト）」と言われるものだが、心子は生きていても仕方がないという「空虚感」に捕われてしまうのだ。

ボーダーは当初、統合失調症（精神分裂病）と神経症のどちらにも分類できない、境界の症例（境界例）とされていた。現在は、十種類ある「パーソナリティ障害」のひとつに分類されている。パーソナリティ障害は「性格の強い偏り」と言われ、ボーダーは精神病と性格のレベルの境界でもある。

境界性パーソナリティ障害はすぐれて今日的な心の病だ。現代は人同士の生身の触れ合いが薄れ、有機的な人間関係を築きにくい。そのうえ価値観が混乱、相対化して、生きるための「核」を作ることが多難な時代である。都市化が進むにつれて人々のストレスは高まり、精神が揺らいでボーダー的性質に傾くとも言われる。ボーダーは時代の反面的な産物だと言える。

近年、巷間を騒がせた諸般の凶悪事件の犯罪者に関して、「人格障害」という言葉がマスコミで安易に取り沙汰され、人格障害と犯罪を結びつけるような誤解がされるのは残念なことだ。心子が犯罪と全く無縁であるように、大部分のパーソナリティ障害の人は、自分自身が言い知れぬ生きづらさに苦しんでいるのだ。

また、数々の難問を有しながら、ボーダーの人は飛び抜けて魅力的で、芸術面などに卓越した天分を発揮することも少なくないという。尾崎豊、ダイアナ元妃、太宰治、マリリン・モンローなどがボーダーだったと言われている。全員が自殺もしくは破局的な事故で落命しているが、ボーダーであるがゆえの創造性と破壊性を示していると思われる。

＊

境界性パーソナリティ障害の原因としては、生まれつき脳にストレスへの脆弱性があることが知られている。それに加えて、幼齢期に親から適正な愛情が得られなかったことが、重大な要因として考えられている。生得的な気質だけで発症することはない。虐待などの深刻な危害があることも少なくない。もっとも生来癇《かん》の強い子は、親も育てるのに手を焼き、子供はなおさらフラストレーションを感じる悪循環にもなるだろう。卵が先か鶏が先かという側面もあるようだ。逆に過保護など歪んだ親心によっても、ボーダーは生じるとされる。ただし、不行き届きな家庭の子供が皆ボーダーになるわけでもない。子育てに必要以上に杞憂することはないだろう。我々はごく当たり前の、自然な情愛を育んでいければいいのだと思う。

心子は、出産時に足に障害を受けた事由から（今は支障はない）、両親は心子を抱き上げないようにと医者から指導された。心子は朝から晩までたった独りで部屋に寝かされ、仕事に忙しい両親に手をかけてもらうことができなかった。心子は赤ん坊のころから自我意識があり、胎児のときの記憶も残っている。心子は寂しさを紛らわすため、枕代わりのタオルにほおずりしたり、天井の染みにひとつひとつ名前を付けて、お話をして明かし暮らした。

通常子供は、乳児期に親から全面的に抱かれ、何の心配もなく育っていくことができるものだ。両親から無条件で愛護されることによって、自分は大切にされているんだ、この世界に生きていていいんだという、人間として生きる基本的な精神が知らず知らずに養われていくだろう。ところがこの時期に相応の愛情が注がれず、身体的にも快適なアタッチメントがないと、子供は自分の存在を肯定できなくて、愛を信じることもできなくなってしまう。それは成長してからでは取り返しが付かない。子供にとって親に見捨てられるということは、自己の全存在を抹殺されることと同等だ。そして大人になってからも、人に見捨てられることが恐くて、誰かに依存しなければ生きていけなくなってしまうのだという。

心子も右へ左へ浮き草のように漂い、愛情を欲しながら人の愛情を疑う、非常にアンバランスな心性を持つようになってしまった。心子の摂食障害はこうした魂の渇きの現れだろう。愛情を食べ物に置き換えてしゃにむに取り入れたり、その結果破綻して、反動で食べ物＝愛情を拒絶することを繰り返すのだ。

『愛情飢餓』。それが心子の生きざまを縁取る、根源的な苦悩である。幼子が最も必須とするときに獲得できなかった親の愛情を、大人になってから死に物狂いで取り戻そうとする、無意識の渇望なのだ。しかしそれは、どこまでも続く茨《いばら》のような道なのである。

心子は母親とも父親とも、親子らしい愛を育めなかった。

病気知らずだった母親は、幼年から体の弱かった心子の痛みをくむことができず、心子は無神経な母親の所為で傷を負っては、うっぷんをぶつけた。母親とは人生観も感性も全く異にし、もめ事が絶えなかった。心子は慈しんでもらえなかった母親を憎んでおり、十七歳で家を出た。このままでは母親を殺してしまうと思ったらしい。僕と付き合うようになってからも、母親と喧嘩になったというメールが何回か送られてきた。

〈母は馬鹿で病人の気持ち判らない人で、他人の痛みが判らないヤツなんて人間やめろ！〉

〈母は下等動物だから、気にしてると私が発狂するから実家へ帰させました。人間所詮一人ですよ〉

ところが、片方ではこんなメールが来る。

〈もう人を傷つけたくない。私はいつもそばにいる人を傷つける。いつかまた、あなたも傷つけてしまう。大切な人を〉

愛され方を知らずに育ち、愛し方も分からないのだ。

ボーダーの人の親もボーダー、ないしはボーダー的というのはよく言われることだ。親の親から連綿と受け継がれてきた事例もあるだろう。環境による世代間連鎖だと考えることができる。この悲劇の再生産を断ち切る尽力をしていくことが、我々に要請されていると思う。

心子と父親は、並の父娘の結びつきではなかった。恋愛感情と言っていいものでつながり合っていた。心子は父親を異性として深く愛していた。幼い心子にとって、父親は完全無欠な男性の理想像となり、長じて心子が理想の男性を希求する原型になったのかもしれない。

父親は遺伝的な心臓病で、いつ発作に襲われるか知れない体だった。父親は自分がいなくなったあとも心子が独力で生きていけるようにと、彼女を厳しくしつけた。心子の素質を見込み、英語や礼儀作法、社会の表と裏を教え込んだ。乗馬や社交ダンスも教えたという。心子も勉強をしていれば時が経つのを忘れる子だった。そして親の手を借りずに何でもしてしまう子になった。三歳のときには独りで病院へ受診しに行った。受付の台が高くて診察券が届かなかったそうだ。

母親はそんな心子を、放っておいても大丈夫な子だと思った。その代わり、一歳年上の兄には何かと世話を焼いた。心子の目にはひいきに見えただろう。逆に父親は、跡継ぎとしての兄の才覚に見切りを付けていた。父親は兄には手ひどい暴力を振るった。顔面を殴り、鼻血がしぶきのように飛び散ったという。

父親は心子に完璧を課した。彼女をあまり学校へはやらせず、家や実地で勉強させたが、学校の試験は満点を取らなければ承知しなかった。九十九点だと目の前で答案用紙を破り捨てた。それは零点《れいてん》とイコールなのだ。百かゼロかという心子の性質は、あるいはこんなところからも植えつけられたのかもしれない。

心子は父親の寵愛を得るために、完全な良い子である自分を無意識に作り出したのではないだろうか。常に百パーセントでなければ父に褒められない、自身の存在意義が見つけられないゆえに、目的に向けて馬車馬のように頑張ってしまう。だが、それはそもそもの自然な自分ではあり得ない。人生の一時期を〝仮の自分〟を装うことで切り抜けたとしても、いつしか何らかの壁にぶつかったとき、意識下に抑圧していた矛盾は噴出してくるのだ。

ボーダーの人は、本来発達するべき人格ができなかったと言える。安定した自己がなく、衝動を自制できないのが中心的な症状であると言う人もいる。そのため、自分の願望通りにいかないと感情をコントロールできなくなってしまう。子供に適切な愛情を与えられない親が増加し、子供の健全なメンタリティの発育が妨げられることと関係しているかもしれない。現代は父親や母親の役割をはじめ、世の中の伝統的な価値観の枠が揺らぎ、確固とした人格の形成がしにくくなっている。境界性パーソナリティ障害は、ボーダーレス時代の象徴的な心の障害だと思う。彼らは社会の枠組みの境界線上におり、一触即発の雲行きで彷徨しているのだ。

ボーダーの人は人格の「核」ができていないので、苦しみや悲しみに向かい合う力が極めて弱いと考えられる。葛藤を冷静に見つめたり、自省する自我ができていない。心子にとって自分の言動を否認されることは、生存そのものが消滅してしまうくらい恐ろしいことである。彼女の過激な反応は、その恐怖を振り払って生き延びるための命がけのあがきなのだ。

＊

生きる値打ちがあるのかどうか見いだせず、自分を大事にする気持ちがもろく壊れやすい心子。それを無意識に取り繕おうと、優秀さを気取るマスクをかぶり、相手が自分より劣って間違っていると主張することで、自分が非難されるのを委細かまわず阻止しようとする。もし相手が危険な人物だと見なされれば、自分がやられる前に先制攻撃をかける。そうしている間は、底なしの悲嘆や喪失感に直面しないですむからだ。闘うことでからくも倒れないよう持ちこたえているのだ。

また、心子をはじめボーダーの人は、自分と他者は別の人格だという区別（境界）が充分できていないことにより、自身の延長線上で他を見てしまう。相手も自分と軌を一にしたフィーリングや考えを持つべきだとし、先方がそれに反するとその人のほうが悪いと決めつける。自分の中にあるものを相手に「投影」しているわけだ。ただし、それらは程度の差こそあれ、我々が誰でもやっていることである。色眼鏡をかけて、自分中心に捉えてしまう。我々はボーダーの人のひな型だ。ボーダーの人は、誰しもが持ち合わせている普遍的な性《さが》を、いとも鮮烈に見せつけてくれるのだ。

＊

心子と差し向かうとき銘記すべきは、彼女の発言や行ないに「巻き込まれないように」極力努めることだ。彼女の言うことを真に受けて、困惑したり怒ったり、巻き込まれてしまうと共倒れになり、それでは元も子もない。

例えばあるとき、心子は生きる望みを失い、悲憤に駆られて僕に詰め寄ってきた。

「どう生きてったらいいの⁉　彼氏なら教えて！　あたしの彼氏はちゃんと答えられる人であってほしいの！　答えられなかったら別れるからね！　彼氏はあたしより全てにおいて上じゃないといけないの！」

心子の問い詰めに即答できるかどうか、僕は内心うろたえた。

「それも白か黒かを求めてるってことだよ。ひとつの答はないんだよ」

僕はかろうじて取り澄まし答えたが、心子は軽蔑的なため息をついて言った。

「答えられないんだね……これで別れよう」

巻き込まれないようにということが分かっているはずなのに、僕はすっかり彼女の言い草に乗せられていた。詰問に答えなければと焦ってしまった。しかし、心子は実際に具体的な答が聞きたくて言っているのではない。よしんば別のどのような返答をしても満足しなかっただろう。〝どちらに転んでも恨まれる〟と言われる、ボーダーの人との袋小路だ。

心子は自分自身に対する絶望的な怒りを抱えきれないために、あり余る情念を僕のほうに向けているのだ。「別れよう」というのも、そのときは本心に他ならないのだが、決して持続的な意思ではない。

また、心子がキレたり傷ついたときも、こちらの言行は彼女の憤懣や沈痛を引き起こした「きっかけ」ではあっても、根本的な「原因」ではないということを知っておくべきだ。彼女の中にある「見捨てられ不安」など本質的な内因そのものは、こちらが原因ではなく、その場ではどうしようもないことだ。全てはボーダーのなせるわざで、自分のせいでも、彼女が悪いのでもない。心子の繊細さにはできるだけ配慮をしつつ、それでも傷つけてしまったときには、その悲しみは悲しみとして受け止め、慰謝するべきだろう。しかし、自分が相手の心持ちを察知できない未熟者だと自己否定することはないし、逆に彼女を度し難い奴だと疎《うと》んじないようにしたい。自分が安定していなければ、人を支えることはできないのだから。

それらをくれぐれ心得て、狼狽《ろうばい》しないよう自分を保持することが僕には必要だった。ある程度振り回されるのは致し方ないが、バランスを取っていないと二人ともつぶれてしまう。彼女からいかに面責されようが、自身の常識的な感覚を頼りに、自分を信じて取り乱さずに構える。そして、日頃こういうことが重なっても、気疲れしたり嫌気がさしたりしないようにする。それが肝心なことだった。いつ何時《なんどき》も変わらない「一貫性」を保つ姿勢が、短兵急に変容するボーダーの人に対して、世の中には何事にも動じないものが存在するるのだというのを教えることになるという。

そして心子が己と闘っているとき、精一杯にサポートすることが何にも増して重要だ。愛する者の援助なくして、到底独りでは立ち向かえないのである。

「君の感情は君のもので、僕には変えられない。でも僕はいつでもここにいて、君の味方だ」

そういうメッセージを伝え続けることを忘れてはならない。

損なわれた愛情によって冒された心魂を癒すものは、ひたぶる愛情でしかない。詰まるところ、人間にとって最も不可欠なものは愛情なのである。

＊

しかしながら、僕がこのように平静に考えられるようになるまでには、まだ長い時間がかかるのである。心子にかき回される日々は、この後も続くのだった。

六　万華鏡

　心子の誕生日、レストランで食事をして祝った。ほんの安い物しか買えないが、心子に指輪をプレゼントした。心子は実はその日、ミイちゃんの顔なじみのフランス人が営むブティックで買ったドレスを着て、僕をサプライズさせるつもりだったと言った。胸がざっくりと開き、スカートにスリットが入った薄いドレスで、下着の線が出ないようにするため、ドレスの下には何も着けないのだという。ホントーか？　フランス人の店長は、「彼は燃えるぜ」と言ったそうだ。だけれど誕生日の朝、心子がうきうきしてドレスを身に着けると、胸のボタンがきつくて締まらない。ドレスを買ったときより胸が大きくなってしまっている。

「マー君がもむから……」

　心子のバストが豊かになったのは、僕も感じていた。ドレスのボタンははじけて飛び、どこかへ行ってしまった。心子は泣いてミイちゃんに電話した。

「Help me! It's happening! 誕生日、だめになっちゃった……」

「どうしたの？　またマサユキと何かあったの？」

心子はいきさつを述べたが、ドレスは特別あつらえなので、ボタンの位置を付け替えることはできないという。ドレスが返品できたのはラッキーだったが、結局誕生日の〝悩殺大作戦〟は不発に終わった。

でも心子は僕が贈った指輪を喜んでくれ、指にはめてしみじみと眺めた。心子は僕と会わないときは、清志からもらったルイ・ヴィトンの三十万するブレスレットをしていたが、それをしなくなった。友達に言われたそうだ。

「三十万円、負けたかぁ」

*

これに先立って、僕の父親に肺がんが見つかり、一時入院した父に付き添うため、僕は頻繁に帰省していた。心子は毎日電話やメールをせがんだ。心子は僕の愛情が本物か、離れていかないか試しているのだと、のちに森本先生から聞いた。もちろん無意識の試しである。けれどもこの時期を越すと、日ごとに電話を無心するということはなくなった。立て続くトラブルにより、心子の恋心が薄れたのではないかと気がかりだったのだが、森本先生は、心子が僕の愛情を信用して試さなくてもよくなったからだと言った。

僕は心子との交際をまだ父に伝えていなかったが、心子は僕の父に会いたがった。父の見舞いに行きたいという心子を、僕は父に引き合わせることにした。心子は父親や温かい家庭というものに憧れていた。見舞いに行くのを心待ちにし、お土産にどこそこの老舗《しにせ》のあられとジュースを買っていくだとか、ミイちゃんが見立ててくれた服を着ていくだとか、あれこれ期待を膨らませた。

「『お父さまぁ』って肩をもんで甘えるんだ。お父さま、どんな顔するかなぁ」

心子は親父キラーでもある。心子の友達のお父さんも、普段は無愛想で口も開かないのに、心子が来ると途端に上機嫌になって彼女をもてなし、家族から「バカ親父」と白い目で見られるのだという。娘が欲しかった僕の父は、心子に甘えられたらメロメロになるに違いなかった。

ところが、父は手術後に運悪く合併症を起こしてしまった。見舞いに来たいという友達を紹介したいと僕が切り出すと、父はあんばいが悪いところを人に見られることを嫌い、そんなことは断ってくれと言下に言い放った。取りつく島もなかった。しくじったと思った。一体心子に何と言えばいいのか？　僕は途方に暮れた。今宵《こよい》、どんな惨劇が待っているることか……。

僕は恐る恐る心子に電話をかけた。ことの次第を釈明すると、心子はすぐさま突っかかってきた。

「お父さまがそう言ったの⁉」

「うん……」

「分かった」

思いもかけずあっさりと、心子は納得した。そして、ねんごろにいたわる声音《こわね》で続けた。

「一番つらいのはお父さまでしょ？　病人の気持ちはあたし、よく分かるもの」

従来、入院経験の多い心子だ。僕はほっと胸をなで下ろした。


しかし二～三日すると、心子は気迷って電話をしてきた。

「あたし本当は、昔から清志のほうを愛してたの……死んでもいいと思うのは、清志だけ……」

心子は清志が東京で学生だったときに知り合った。それは偶然、僕と心子が出会った翌日だったそうだ。清志は心子の一回り年下だが、心子に透徹した恋情を抱き、熱烈に身を尽くした。現実離れした純粋さは心子と共通している。心子を僕に会わせないようにするため軟禁するほどの、台風のように過激な青年である。カミソリのように薄くて鋭い神経の持ち主で、気取《けど》りやすく壊れやすくもあった。清志はナイフで自殺を図ろうとしたことがある。心子が飛びついて助け、真っ赤な血に染まった。心子は自分が身代わりになってもいいと思ったという。

心子は電話口で泣きながら僕に言った。

「でも、いま彼は遠い。こんなマー君に優しくしてもらってるのに、申し訳ない。罪悪感で泣いてたの……。あたしはずるい。そばにいてくれるのはマー君だけだから……。マー君を愛そうと努力したよ。マー君が必要なの。いなかったらつぶれてる。マー君に悪いから、静岡へ行くのを断ってたの。でも五月には行かないと。……嫌いになってもいいよ。他の女の人を好きになってくれたほうがいい。あたしマー君のこと、もう忘れたほうがいいのかなって……」

心子は清志のことをほのめかせて、駆け引きなどをしているのではなかった。彼女はただ、そのときの本意を正直に打ち明けているだけだ。自分の不利になることを言う場合もあるし、都合よくこちらを操ろうとしているわけではない。例え互いに痛手を負うことになっても、本当のことを言うのが誠実なのだと心子は思っていた。心境を偽ることができないのだ。

でも清志のほうを愛していたと言われて、次の日にはこちらから電話をしづらかった。すると、心子が泣きの涙で電話をかけてきた。

「ごめんなさい！　あたしのこと嫌いになった……!?　電話かけるの恐かったよ、一秒で切られるかと思った！　マー君が大切なんだって分かったの！　マー君から電話が来なくて、こんなにボロボロになると思わなかった。寂しかったよ。自業自得なんだけど！　寂しいよぉ……!!」

「しんこ……」

「お父さまの気持ち分かるって言ったけど、ほんとは我慢してるの！　そんないい子じゃないの！」

「……しんこ、会おうよ。桜が咲いてるよ」

心子と花見に行った。僕のアパートの近くの川沿いに、延々と見事な桜並木があるのだ。その日の心子は、近頃よくはく黒い革のミニスカートに、赤とピンクの横縞のセーターという装いだ。心子は僕の腕に寄りすがって歩いた。心子の胸の膨らみが腕に当たり、思わずどきどきした。

花を愛でながら、ビールに焼き鳥を味わって、おしゃべりをした。心子はしょっちゅうナンパされる話をする。その話しぶりがこれまたおかしい。女性はそんなにナンパされるものなのかと思うくらいだ。それだけチャーミングなのだろうか？　桜をバックに写真を何枚も撮ったり、神社で甘酒を飲んだり、楽しいひとときを送った。

暗くなって、人通りも少なくなった川沿いの道を家路に向かった。歩いていると突然、川向こうの民家で「ドォーン!!」と爆発が起きた。真っ赤な火柱が天井をなめるように立ち上がり、家の中に人影が見えた。

「携帯！」

僕はとっさに声を上げたが、二人とも携帯電話を持ち合わせていなかった。ちょうど前方から来た人に心子は携帯を借り、一一九にかけた。だが通りすがりなので番地も不明で、場所の説明に苦慮した。心子はやにわに携帯を僕に渡して走っていった。僕は川をはさんで火の手が上がる家に気を奪われながら、顔を出してきた近所の人に番地を聞いたりした。何とか消防署に場所が伝わったとき、心子はぐるっと迂回して橋を渡り、向こう岸の家に馳せ着けた。体が悪くて平生《へいぜい》は走ることなんかできないのに。ほぼ同時に、火は家人によって消化器で消された。

「大丈夫だって！」

対岸で心子が叫んだ。心子は走りながら、何をすべきか素早く頭を回転させていたという。火の中に飛び込んで、自分の上着を家の人にかぶせて外に出し、人工呼吸や火傷の処置など、可能なことを組み立てていた。自分は焼け死んでも、目の前の人を助け出す心子である。

僕たちも向こう岸へ渡って間もなく、消防車が到着した。我々も消防士に事情を聞かれた。

「私がこの人の携帯を借りて連絡したんです。最初にかけたのは私なんです！」

心子は何度も強調した。携帯の持ち主は笑いをこらえていた。いかにも心子が第一通報者だと自慢しているように見えたのだ。でも心子は、通報者が後日消防署に呼ばれることもあるのを知っていたので、携帯の持ち主に迷惑がかからないように気を遣ったのだった。大事に至らず幸いだったが、どういうわけだか心子は不思議といろいろなアクシデントに出くわすのである。

僕の部屋に戻ってきて、僕はその人が笑っていたことを心子に告げた。心子は気落ちしてぐったりと突っぷした。

「何であたしってこうなるの……？」

一生懸命にやっていることが、何だか滑稽になってしまうのだ。

無理して走った心子は、一夜明けて体中が痛いと訴えたが、やるべきことをできたと言って満足していた。

一身の危険も頓着しない心子だが、昔はもっと手荒かったらしい。幼いころから親にも頼らず、突っぱって生きてきたのだ。高校生のとき、友達がチンピラに怪我をさせられ、心子は落とし前を付けるためヤクザの事務所に単身乗り込んだ。制服の女子高生である。心子は懐にカッターを忍ばせていた。乱暴されそうになったら手ずから首を切る覚悟だった。心子は親分の目の前に、人差し指を一本突き出した。百万円が相場なんだそうだ。親分は薄笑いで心子に札束を差し出した。心子の度胸を見込んだ親分は、組に入らないかと誘った。心子は「勉強があるから」と言って断った。ヤクザの事務所から生還してきた心子は、震え上がる友達にぽんと札束を手渡した。

これを聞いて僕はひっくり返った。いくら何でもそこまで付いていけない。

「今はそんなことしないから」

心子はしとやかに言った。もしこれで嫌われるならそれだけの縁だったということ、と微笑んだ。しかし、ヤクザにさえ物おじしないくせに、心子は雷の音や小さな虫に飛び上がったり、映画の血のシーンは絶対観られなかったりするのだ。

一生懸命が滑稽になってしまうのはこんな小話もあった。中学の学芸会、心子は村娘でワンシーンだけの端役だった。ダムに沈む村に向かって「おっとう、おっかあ……!」と叫ぶのだ。心子はやり始めたら何でも徹底的にやる。夜も家でセリフの練習を積み、町中の店を探し回ってモンペを見つけてきた。校庭の土を顔に塗り、どこから見ても田舎娘という風体を作り上げた。他の生徒はジャージ姿でお茶を濁している。本番、心子が舞台に飛び出してきた。観客は仰天した。

「本物が来た!?」

チビの心子がはいているのは大人用のモンペ、下半身ばかりデカくてまん丸に膨れ上がっている。会場は爆笑の渦に包まれた。でも自分の世界に入り込んでいる心子はちっとも気が付かない。

「おっとう、おっかあ……!」

迫真の演技で涙にむせんで呼ばわり、グスッと鼻をすり上げた。観客は床を踏み鳴らし、椅子をひっくり返さんばかりに笑い転げた。終演後のカーテンコールで、心子は両手をいっぱいに広げて挨拶した。一度やってみたかったというのだ。大受けの拍手喝采だった。あとで心子は会場のリアクションを友達から聞き、顔から火が噴き出した。それから心子は何かにつけてこの件で友達にからかわれ、ネタにされた。以来、学芸会のでき事は心子の〝トラウマ〟になり、年来誰にも口にできなかったそうだ。でもやっと僕に言い出すことができた。〝トラウマ〟が癒えたのだろう。よかった、よかった。

*　*　*

心子の父親の心臓病と高脂血症は彼女にも受け継がれ、心子は四十歳までに命に関わる発作があると、医者に言われたという。心子はそのほぞを固めていたが、僕は信じたくなかった。心子はバッグにニトログリセリンを常備しており、彼女が発症したときのニトロの飲ませ方を僕も教わった。加えて、元来病弱な心子はストレスがすぐ表に出て倒れてしまう。不順な生理が突発して、激痛で三日間起き上がれなくなる。心子は生理を「お客さん」と呼んだが、僕の部屋でお客さんが来たときは、うんうん唸る彼女の腰を僕は長時間力を込めてもんだり押したりした。

そんな体でありながら、心子は己に鞭打って踏ん張ってしまう。今まで、もっと努力すれば良かったという後悔をしたことがないという。あるいはそれは、ブラックホールのような心の空洞を埋めようと、血道を上げて打ち込んでしまう挙動なのかもしれない。心子は「休む」ということができなかった。まるで休むのが罪悪であるかのように。父親から刻み込まれたものなのかもしれない。心身打ちひしがれて息も絶え絶えのときでも、心子はバイトに行こうとした（前の会社を辞めたあと、心子は電話による化粧品の勧誘のバイトを始めていた）。僕は休養を取るよう心子に促した。

「具合の悪いときは無理をしないで」

「働かなくちゃ生きてけない、家賃も払えない。何も分かってないんだね」

コンディションを崩して立てないようなときでさえ、知人から悩みの相談があると心子はカウンセリングの約束をしてしまう。我が身の苦境より人の急場を放っておけないのだ。自分自身が誰よりも痛みを知っているからだ。自分の悩ましさを他者の中に見いだしてしまうのだろう。だが、カウンセリングは精神的に大変な重労働である。まして心子は命を賭することさえ吝《やぶさ》かとしない。しかし総崩れになっては、結果的に先方のためにもならない。不調なときは養生してくれと、僕は再三心子に伝えた。

「激しい運動をすると筋肉はボロボロになるでしょ。でも充分休息を取ることで、筋肉は『超回復』といって元よりも強くなるんだよ」

「心もそれと同じだって……？」

「休むことも『仕事』なんだよ」

「休むことも仕事……休むことも仕事……」

心子は何遍もつぶやきながら、その文言を聖書の裏表紙に書き込んだ。

「マー君が教えてくれた」

そうして心子は、ようやく休むことを覚えていった。

*

ある日、心子は僕をなじって立ち去っていった。ところがその一日後、夢に僕の母が出てきたと心子は言う。僕の母は脳出血で三年間の入院生活の末、肺炎を併発して不帰の客となっていた。夢に出てきた母は、心子に僕のことをよろしく頼むと、涙を流して手を付いたという。

「分かりましたって言っちゃった」

母は、僕がまだ伴侶を迎えないことを心残りにして逝った。心子は母の気持ちが痛いほど分かると言う。心子は僕の部屋で、母の写真と会話していたこともある。彼女なら亡くなった人とも口がきけるだろう、そう思わされてしまう心子なのだ。

「あたしの気持ちより、お母さまの気持ちを大切にするよ。だって、あたしの所へ来てくれたんだよ、他の人じゃなくて。あたし約束は絶対守る。これからもマー君のそばにいるよ」

お袋のことを言われて、不覚にも涙がにじんだ。母の遺影に手を合わせた。

七　苦しみ、いとおしく

ボーダーの人は何かしら純粋なものを待望している。良くも悪くも世の常識に染まることがない。普通の人間は、自分と周りとのバランスを取ったり達観したりしながら、より多様で柔軟な人生観を見いだしていこうとする。それとも現実とぶつかることを回避して、本音と建前を使い分けたり、長いものに巻かれたり、事なかれ主義で浮世を渡っていく。しかしボーダーの人は決して世間ずれすることがないという。

心子も権威的なものになじまず、体制におもねる者を嫌った。威力を笠に着て弱い人を泣かせる手合いには、憤りをあらわにした。世俗の不条理や権力に屈することなく、そのために自分が不利になるのを微塵も意に介さない。こういう無垢な心根がボーダーの人の魅力だ。それが社会の虚偽粉飾を暴いたり、マンネリ化を打ち破ることがある。危険性を伴うと同時に、ボーダーの人の独創的な面である。

心子は友達にもピュアだと言われたそうだ。

「あたし、ピュアじゃないんだけどォ」

心子は冗談めかし、僕もふざけて笑った。

「じゃ、けがれてんの？」

もちろん「けがれてないでしょ」という前提だ。僕は自分がてんで奥手のくせに、つい口先だけのきついジョークを言ってしまうことがあった。だが下手な戯《ざ》れ言《ごと》だった。それもせめて「不純なの？」というようなら、まだしもだったかもしれないが、なぜか口が滑った。

「どうせ、あたしはけがれてる……」

心子はしょげ込んだ。いくら謝っても、弁解し慰めても、あとの祭りだった。

でもこのときは、従前のパニックや激怒に比べれば、まだ大過はないと高をくくっていた。しかし、それから心子と連絡が付かなくなった。僕は日夜電話とメールを送ったが、反応はなかった。夜道を帰宅するとき、アパートから五十メートルほどの駐車場の空間越しに、僕の部屋の窓が垣間見える箇所があるのだが、そこを通るたび僕は部屋の窓を確認した。明かりが点いていないか、今日は心子が来ていないかと。

とある昼下がり、アパートの廊下に見かけたことのない真っ黒い猫が姿を見せた。そしてその晩、ちょっとドアを開けた隙に、昼間の真っ黒い猫が中に入ろうとしてきた。不吉な気配に見舞われた。心子に何か……？　不安になって電話をかけた。すると、心子が受話器を取った。とりあえず胸をなで下ろした。

心子は、クリスチャンにとって「穢《けが》れてる」という言葉は、生きる価値もないことだと言った。頭を殴られた気がした。宗教的な意味合いでの「穢《けが》れ」という発想はなかった。だがもう取り返しがつかない。

「あれから体中が痙攣《けいれん》して、湿布だらけで、立てないの。心臓も発作起こして……。マーはいい人だって分かってるよ。でも会うのが恐い。危険な人だから。これからも付き合うか考えてる。怒りや恨みはないよ。ただ恐いの。今度倒れたらおしまいだから。立ちなおるのに何週間もかかるのよ。治療費払ってリハビリするのは私だから。マー君には責任取れないでしょ」

僕が治療費を出すと言っても、心子は自分のプライドだと言って受け付けなかった。

「昔の私だったら二～三発殴って別れてるよ。お前は清廉潔白なのかって言いたい。マーと手をつないだりするのよそうとさえ思った。私を傷つけたこと、今まで何回もあったね。私と付き合うっていうのはこういうことなのよ。それが分かってないと私の彼氏は務まらない。何度も説明したよね。マー君は人の本当の痛みが分からない」

僕は優しい人間だとはとても言えないが、人の痛みを分かりたいと願ってはいる。どこを突けば僕が一番こたえるか、心子はボーダーの勘の鋭敏さで、図らずして身に付けているのだ。

「ごめん……本当に……」

「謝らないで。謝るのは自分が楽になるためでしょ。自分の十字架を背負いなさい」

心子のこういう電話は一時間二時間に及ぶことも茶飯事だ。僕は黙って受け止め聞いている他、なすすべはなかった。僕は人の話を聞くのが苦手ではないが、延々と続く問責はやはり重苦しい。ひたすら風雨が鎮まるのを待ち望むだけだった。彼女の憂苦をくみ取りつつも、巻き込まれないよう努めながら。

だが今度ばかりは痛恨の思いだった。予測不能だった他のケースとは異なり、先般来の経験から注意していれば、今回は防ぐこともできたはずだ。慚愧《ざんき》に堪えなかった。良心の呵責《かしゃく》に押しつぶされ、絶えず心子のことが頭から消えなかった。来る日も来る日も懺悔《ざんげ》のメールを送った。


十日ほどして、心子から電話をもらった。彼女の母親が心子と僕のことに気を配って、僕に電話をするよう心子に勧めたのだという。心子はどうしたらいいか判断できないまま、それに従ったのだと。

「入院しそうになったの。怒ってはないよ。でもマー君のことは神様が必ず裁くわ。そういう人たくさん見てきたから。穢《けが》れてるっていうのは神様が一番嫌う言葉だよ。どんなにそういう意味で言ったんじゃないって言っても、言われた言葉は消えないわ。裁かれちゃうんだろうな。マー君に耐えられるかね。マー君のためにもう祈れない。あなたのこと大切にしてきたつもりだったのに……。またお母さまが来て、『雅之のために祈って』って言われたけど、断ったわ。お母さまを悲しませないでね。

マー君からのメールは読むし、無視はしないよ。あたし、それほどレベル低くないから。でももういいわ……」

心子の生傷はふさがることがない。通常の傷は治れば皮膚は前よりも厚くなるが、心子の傷口は開いたまま、いや増していくばかりなのだ。そしてかすかに触れただけで鮮血が噴き出してしまう。心子にどう償ったらいいのか、僕は思案していかなければならなかった。せめて、二十年来欠かさず飲んでいた大好きな寝酒を中断し、日々心子の写真の前に正座して合掌した。そのくらいのことしかできなかった。心子へのメールは連日欠かさず、想いを込めた手紙も書いて送った。

あとから見れば、僕の失言はそこまでとがめられるものではないと、人も言ってくれた。しかしながら、心子にさんざっぱら槍玉にあげられていると、本当に自分のほうが悪いと思わざるを得ないほど手厳しいものがあった。少しでもこちらの正当性を主張しようものならば、即座に血を見るだけだ。ボーダーのパートナーの人たちは、そうして自分の非を打ち、自尊心を失ってしまうことも多い。心子と面と向き合うのは、返す返すも心労が絶えなかった。

なお、追って分かったことだが、「じゃ、けがれてんの?」という僕のセリフが、心子の頭には「しんこ、穢《けが》れてるじゃん」と残っていた。どこの時点でか心子の記憶は塗り替えられ、それによって心痛はなおさら増大してしまう。それはこのときだけではなかった。心子は自分の中にでき上がった主観的事実によって、よりさいなまれるのだ。一般に人の感情は事実に基づいているが、ボーダーの人は感情の辻つまを合わせるために、無意識のうちに事実のほうが変わってしまうのだという。我々でも自分に都合よく記憶がいつの間にか変化してしまうことがあるが、ボーダーの人はそのレベルが甚だしいのだろう。

二週間ほど経って、心子から電話が来た。

「メールや手紙もらってたから、悪いから電話した。腰痛と全身痛で毎日コルセットしてるの。モルヒネで気を失ったよ。病気のこと分かってないだろね。でもマー君のせいだと思ってないよ。裁くかどうかは神の領域だから。友達はみんな絶交しろ、治療費出してもらえって言ってる。私は恨んでも怒ってもないよ。でも携帯は今月で解約する。メールもらっても返せなくて悪いから。私の荷物は邪魔なら宅急便で送って。

……お誕生日おめでとう。二十三日はかけられるかどうか分からないから、今言っとく。四十まで生きるのは大変でしょう。私は無理だけど」

二日後の五月二十三日は僕の誕生日だった。その当日、僕は新宿に出て喫茶店で本を読んで一日を費やした。誕生日を祝ってもらう資格などないと思った。夜、帰宅するとすぐに心子から電話がかかってきた。

「お誕生日おめでとう。三十分おきに電話してたんだよ。今日は無理してもお祝いしたいと思って。つながらなくて、悲しくなって、吐いちゃったよ……」

心子はぽろぽろと泣いた。

「こんなに会わないことなかったね。このまま遠くなっちゃうのかなって……一緒に暮らしたり、あんな楽しかったのに、どうしてこんなになっちゃったの？……もうだめなのかな？　メールも解約して、気持ち整理しないといけないのかな？　そうしていくうちに、想い出になるのかな？」

「しんこ……明日、会おうよ。一日遅れじゃだめ？」

心子はいたいけに泣き入った。

「だめだよ、二〇〇〇年の五月二十三日は今日しかないよ。……もう、マー君のことで泣きたくない……」

次の日、心子から再び電話があった。案のじょう会いたいと言う。僕は請われて心子のマンション近くまで迎えにいき、心子は僕の部屋へ来て誕生日を祝ってくれた。プレゼントは、お母さんが用意してくれたという、初物の児玉西瓜だった。

＊　　＊　　＊

心子の主治医の森本先生は、実はもともと僕の知り合いだ。心子と僕が顔を合わせた心理のワークショップの、別グループでディレクターをしていた。優秀なディレクターで僕は信頼しており、森本先生の合宿には何度も参加していた。以前、別件で心子に先生を取り持ったのだった。心子は「モリちゃん」と呼んでいる。

五十代で薄いモジャモジャ頭に口髭をたくわえ、眼鏡をかけている。診察室でも白衣ははおらず、結構派手な柄の服を着ていた。O大では待合の次の患者を呼ぶとき、ドクターがアラームを鳴らすシステムになっているが、森本先生はそれを使わず、自ら診察室から出てきて待合まで患者を呼びにきた。心子は病院に入るといつも車椅子に乗るのだが（病院は心子には息が詰まるような場所であり、プレッシャーで歩けなくなってしまうのだ）、森本先生は心子の車椅子を押して出入りしてくれた。でも一度心子の調子が良くて、車椅子を使わず歩いて診察室へ向かったとき、森本先生は両手を広げて満面の笑みで迎えてくれたという。先生は心子に言った。

「医者はこういうことだけで嬉しいんですよ」

心子は僕と交際していることを先生に内緒にしていた。先生から恋はご法度にされていたのだ。心子にとって恋愛は傷つく元になり、症状を悪化させるからだ。僕は〇大まで心子に付き添って行っても、待合から見えない所で待っていた。しかし嘘をつけない心子は、先生に黙っているのが日に日にいたたまれなくなっていた。ある受診時、心子は僕とのことを不意に先生に告白した。僕は心子が言うのではないかという予感がしていたので、それを聞いても驚かなかった。

森本先生は、心子が恋愛をしていたというだけでなく、その相方が顔見知りの僕だったので、寝耳に水のことで戸惑った。でも先生は、恋愛を禁ずるのが非人間的だということも分かっている。先生に怒鳴られると思ってびくびくしていた心子を、森本先生は優しくいたわった。

　その日から、僕は心子の恋人として先生に会うのが解禁になった。心子と二人で診察を受けるという方法もあったが、心子がそれを嫌がった。僕は単独で時折先生と診察室で面談した。(ちなみに、心子は精神保健法三十二条の規定により医療費はかからなかったが、僕も無料で面接していただいた。)

　僕は心子のことでは、先生にずいぶん誤解をされているのではないかと気にしていた。心子が僕をそしるとき、森本先生がこうこう言って僕を批判していたと言うことが、しばしばあったからだ。ところが先生から、心子のような人は第三者を引き合いに出して、相手を取っちめることはよくあるのだと聞いて安堵した。森本先生には、ときに時間をオーバーして話を聞いていただいたり、メールでもしげく相談したりし、次のようなアドバイスをいただいた。

「彼女は水に浮いた葉っぱのようにゆらゆら動く人だから、あなたは杭のように動かないこと」

「彼女は言葉より行動が重要な人。言葉に惑わされず行動を見るように」

「要求されても、できないことはできないと言うしかない」

「彼女を救うのは愛情だけ」

＊　＊　＊

心子が、ブルーだと言って電話をしてきた。また病気が悪いのかと、僕は大いに気がもめた。

「買ったサンダルが合わないの」

「なんだ……」

ひと安心して、少し肩透かしを食った気分だった。すると心子が一変した。

「『なんだ』って、どうして分かってくれないの？　私なら心配で飛んでいくわ。あなたとは価値観の次元が違う。今まで付き合ってきた人の中で最低だわ！　私と付き合うのは大変だって私言ったよね？　それでもあなたは付き合うのを選んだんでしょ？　あたしは頼んだわけじゃない、やめようって言ったのよ。もうメールも電話もしないで。見たくないから！　あなたはこれからお酒飲んで寝ればすむけど、私はその間、薬飲んでずっと苦しむのよ！」

確かに僕は、如才なく気がきくほうでは決してない。でもこのような心子の辛辣な物言いには、さすがに気が重くなる。それでも、どんなに身を切られるようなことでも、僕は受け止めなければいけないと自分を戒めた。真に苦しいのは心子なのだと胸に刻みながら。

明くる日、もう一度電話が来た。

「きのう倒れたの。もう限界……。マーといると楽しいけど、恋人とは違う。あなたとは水と油ね。あなたは自分を大事にする人でしょ。そうやって生きていけばいい。私は自分より相手を大切にする。私は幼いけどあなたは子供だわ。あたし、これでも努力したのよ。つらいことがあるとマーのとこ行って、それで傷ついて……。でも誰も治してくれない。もう誰とも会わないで生きていくわ。聖書握って、本当に独りでやれるとこまでやってみる。やれなかったら死ぬ。もう人を信じたり頼ったりしないから。私がどれだけ苦しんでこう決めたか分からないでしょ？

一緒に暮らせると思ったのに、勘違いだったわ。私がどれだけマーを愛してたか分かる？　これからも私ほど好きになる人はいないよ。私を失ってマーが得られるのは、自由と神の罰……。一番かわいそうなのは、あなたを注意してくれる人がいなかったことね。言い訳はやめなさい。誇りをなくす生き方はやめなさい。あなたもそれを考える年齢でしょ？」

心子は僕の夢を見たと言った。

「どんな夢？」

「……やめとこう、本当になったら困るから。お父さま大切にしなさい。さようなら」

長い電話が切られ、重罰から放免されたような気がした。

そして、一時間後。またまた電話が鳴った。この時期、どうしてか電話の具合がおかしく、こちらの声が心子に聞こえないことがあった。このときもそうだった。心子は痛切に泣きすがった。

「絶対泣かないって思ってたけど、あたし長生きできないから……！　真剣に愛してたのに、どうしてあたしのこと傷つけるの……⁉」

「しんこ？　聞こえる？　もしもし」

僕がいくら声を出しても心子には通じない。心子は泣きじゃくって言い続けた。

「強くならなきゃ……あたし、どれだけ生きられるか分からないけど、マーは誰かと結婚するかもしれないけど、私はマーのこと本当に好き！　どうして伝わらないの⁉　どうしていつも独りなの⁉　マーの声聞こえないけど、でもいい。あたしの気持ち言いたい。あたし、独りでやる。神様は私が愛したり愛されたりすること許してくれないの。マーは私のこと忘れるんだろうね。マーの一言で体ボロボロになって、心もボロボロになって……きのう発作起きて、救急車呼ぼうと思って……腰が痛い、足も痛い、今までマーがもんでくれたのに、もう誰ももんでくれない。マーのこと、ちょっとだけ恨むよ……ほんのちょっとだけ……。マーのこと、大好きだよ……。さよなら言うのよそう……おやすみ……」

僕は泣けた。本当に泣けた。こんなにも僕のことを想い、流血し。心子はいつでも全霊を懸けているのだ。気まぐれなのではない。怒りも悲しみも、底知れない力をもって心子に襲いかかる。その激震に心子の心は引き裂かれるのだ。

〈心子の生涯で最後の愛。こんなに激しく祈り、愛し、苦しみ、悲しみ、雅之との愛は想い出に変えます。さようなら〉

それっきり音沙汰がなくなった。僕は心子と約束していたイエスのクロス（十字架のネックレス）を探し回って買い求め、宅配便で送った。

音信不通になってから十日目の夜、いつもと反対の方向から帰宅すると、部屋に心子がいた。驚いた。心子は、宅配便の不在票が来ていたので、僕の部屋にある心子の荷物を僕が送り返してきたのかと思い、荷物を取りにきたのだと言った。電話をして僕が留守なのを確認し、僕の部屋の鍵を返していとまをするつもりだった、これで見納めだからしばし想い出に浸っていたのだと言う。でもその説明は矛盾していて、僕には信じられなかった。心子は僕の帰りを待ちわびていたのだと思えてならなかった。

「マーは悪くないよ。マーはとっても優しいのに、あたしが独りで傷ついてる。人に言われても何でもないのに、マーに言われるとこんなに傷つく……。」

腰が悪くなってるの。独りでの生活は限界に来てる。内科のドクターには、結婚して助けてもらったほうがいいって言われたの」

僕と心子の経済事情では、結婚という形を算段することはできなかった。それは心子も承知している。

「マーには夢があるじゃない。私より夢を選んで。それを尊敬してるから。私は家事も何もできないし、私と結婚するっていうのは全てを捨てることだよ。マーは二十年夢を捨てないできた。今からサラリーマンはできないでしょ？　夢を捨てる苦しさは私が一番よく知ってるもん。マーが夢を捨てるのを見れば、私も苦しい。マーがいないことに少しずつ慣れていかないとね。頑張って一流のシナリオライターになって。稲本雅之のドラマなら見たいって言われるシナリオライターに……」

心子は自分のことを書いてと言う。そして、今日は最後の日だから甘えさせてと言った。心子は布団の上をコロコロし、わざと明るく振る舞った。

「ウフ、ウフ」

腹這いになって足をパタパタさせたり、ことさら演技のようにはしゃぐのが痛々しかった。

「マー、ひざまく。甘えるの」

心子は膝枕をねだった。

「今は、しんこだけのマーだよね……。マーあ……」

心子は、はらはらと涙をこぼした。

「やっぱりあたし、マーを待ってたのかもしれない。先週、教会で倒れたの……連絡先聞かれて、言ったのはマーの電話番号だったよ。あたし覚えてないんだけど……何回かけても留守だって……。傷つくのもマーのためだけど、傷ついたとき行きたいって思うのもマーのとこ。あたしって、だめな子だよね……」

いとおしくて、抱いた……。

八　心身の増悪《ぞうあく》

夏が過ぎた。心子は道で目まいに襲われて転倒し、重症の捻挫で入院したという一報が舞い込んだ。どうして心子にばかりこんな災難が、次々降りかかるのかと思う。清志が新幹線に乗って見舞いに来たという。僕も病院へ行くことにしたが、僕をライバル視している清志と鉢合わせになるのに気おくれがした。先ごろ心子が激昂して僕にこう言ったことがある。

「清志が殺しに来るよ！」

それだけ清志は気性が激しい。いないことを祈って見舞いに行ったが、もっけの幸い清志には会わなかった。心子はことのほか元気にしていた。隣のベッドの人ともすぐニックネームで、「しんちゃん」「モトちゃん」と呼び合う同士になっていた。

二度目に病院へ行ったときのこと、心子がいじめに遭った会社の男友達・沢ちゃんが来ていた。実は心子と僕は、森本先生以外に共通の知己がいないという珍しい仲だった。僕たちが出会ったワークショップには、心子は一度参加しただけだったし、付き合いはじめてから同伴で出席した二〜三の集まりも、再度二人で行ったものはなかった。沢ちゃんのことは普段から心子にかれこれ噂を聞いていたが、彼女の話に出てくる人の実物に会うのはそれが初めてだった。（数日後には、教会の女性の牧師先生が見舞いに来て、挨拶をさせていただいた。）

沢ちゃんは身長が約百八十、体重は百キロくらいありそうな、熊さんのぬいぐるみのようだった。病院の近くに住んでいる沢ちゃんは毎日自転車でやって来て、何時間も病院にいるという。（僕は病院まで二時間以上かかったが、行くと何時間もいることになった）。沢ちゃんも年は心子より一回り下だが、初対面のときから心子を好きだった。でもそういうことはさらさら顔に出さないタチだ。沢ちゃんから見たら僕は恋がたきになるはずなのに、何でかそれをさっぱり気にしなかった。僕と沢ちゃんとで、心子の頭を洗ってあげたりしたこともあった。

心子は病院でのリハビリのとき、沢ちゃんから借りたブカブカの短パンをはいて精を出していた。リハビリに臨む心子の奮闘ぶりは、相も変わらずすごかった。日頃はからきし運動ができず、筋肉もないはずなのに、階段の昇り降りや腹筋、背筋運動などを何十回も反復した。学生時代に剣道部だった僕でさえ、平素運動をしないで急にそんなことをしたら、翌日は筋肉痛でえらい目に合う。ところが心子はそんなこともなく、粉骨砕身《ふんこつさいしん》リハビリに取り組んだ。何とも奇妙な体だ。でも果たせるかな、やりすぎだとドクターストップがかかった。

隣のベッドのモトちゃんが、足のギブスを電気ノコギリで外す日、心子はモトちゃんの痛さや恐さを紛らわすため大声で歌を歌い、テレビの物真似をして力づけた。先生は「素晴らしい！」と感嘆した。そして今度は、心子がギブスを外す日になった。心子は僕にしがみついて、キャーキャーと大げさにわめいた。心子は子供のころは強がって、注射するときでも口を真一文字に結んで、声も出さなかったという。でも、大人になってからやっと子供になれた。弱い自分を出して、甘えられるようになったのだ。

心子が入院中、彼女の母親は腎臓が急激に悪化して、命の瀬戸際に立たされた。心子は母親の病院へ行くことも叶わず、母の死の不安に脅えた。積年憎んでいた母親だったが、少し前から心子は努力して母親との間を改善していたのだという。かたや心子の母親も、たまたまラジオの人生相談で、心子の母子と酷似した関係に悩む母親からの相談を耳にした。回答者は、小さいときの愛情不足が原因だと答えた。

「強がっている子供はいます。でも、強い子供はいません」

その回答を聞いて、心子の母ははたと思いいたるものがあったらしい。そんなことから、母親の心子への態度が少し変わってきたという。心子の傷や怒りが尽きないのは、根っから母親への愛着が格段だからだろう。ベッドで母親を危ぶむ心子を僕は励ました。

「しんこが、ここで一生懸命自分のことを頑張れば、お母さんも頑張ることができるんだよ」

運良く、母親は危機を脱した。しかしそれ以後、透析生活に入ることになった。自ら病を担う身となり、母親はようやく心子のつらさが分かるようになっていったという。

約一ヶ月して、心子は退院することになった。心子の兄は退院の日も病院に来ないそうで、心子はこっぴどく兄をけなした。僕は退院の日あいにく都合が付かなかったため、沢ちゃんが心子を迎えに行った。後日聞いたことだが、沢ちゃんは約四十万の入院費を全額用立てたという。

退院しても心子は松葉杖を手放せなかった。この時節、心子の体はかなり傷んでいた。不眠もおびただしくなった。精神科は元より、いくつかの病院の整形外科、循環器科、血液内科などを渡り歩いた。腰痛や足の痛み（捻挫とは別）は外科的な診断が付かなかった。しかし遺伝の高脂血症や心臓病の発作は起きないと言われた。四十まで生きられないと言っていた心子だが、その懸念は免れた。

病院には僕か沢ちゃんのどちらかが付き添った。心子は、沢ちゃんが僕に対抗意識を燃やしてると言ったが、入院中から何かと心子の面倒を見ていた沢ちゃんは、このときの心子に必要な存在になっていた。


心子は家庭を持ちたいと折々に漏らした。入院して家族がいない心細さを実感したのだという。退院後、心子は少しの間やむなく実家にいたが、兄の内妻は自分たちのことしか頭になく、心子の食事すら用意してくれなかったそうだ。心子は生活を支えてくれる家族を欲していた。

「結婚するのは本当に好きな人じゃなくて、必要な人なのかな？　沢ちゃんと結婚するのかな？　マーとも沢ちゃんとも清志とも、違う人と結婚するかもしれないけど」

その一方で心子は、精神科医になるのが無理なら心理学者になりたいと望んだ。心子は入院前から心理学の勉強を再開していた。森本先生の許可を得て、超過密スケジュールで遠方の夏期セミナーに参加し、一ヶ月間無遅刻無欠席を通してしまった。試験はどれも全然だめだったと言いながら、全科目「優」で合格だった。心子は毎度、口では悲観的なことを訴えつつ、立派な成果を出してしまう。

だがとどのつまりは無茶がたたって、セミナー終了後に僕の部屋へ来たとき、突発的な生理痛に見舞われて三日間寝込んだ。例によって僕は心子の腰をもみ、貧血を補うためにレバニラ炒めを作り、〝重い人用〟の生理用品を三種類買いに行った。もう商品名も覚えてしまっていた。

「本当は勉強だけして、静かに暮らしたいの」

そう心子は言っていた。仕事から解放され、家庭に入って勉強ができる境遇を望んだ。けれど心子は、家庭と勉強の二足のわらじを履くことができない。ひとつのことに、とことん没頭するタイプだ。家庭を持つなら、始終わが子のそばにいてあげたいと言う。のみならず心子は、いつ心身を患《わずら》い込むか予測できず、働くのもままならないというのが実状だった。

心子の夢は実現にはほど遠かった。心子は人生の目的もはっきりと定めることができず、生活費だけのために働くことが由々しい苦痛になっていた。今の心子は独り身で生きていける状況ではなかったが、かといって心子が言うように、彼女を何もかも許容して養ってくれるような人は、正直言って居るとは思えなかった。だから、心子が僕と別れて他の人の所へ行くとは思わなかったが、心子の窮状をどうしていったらいいのか、僕も考えあぐねていた。

ボーダーの人は、現実的な方針を維持することが困難だという。心子も思いついたように法外な目標を口にすることがあった。そのときはしかと真剣なのだが、それが「不安定な自己像」（同一性障害）から来るものだというのは、当時の僕はまだ充分には把握できていなかった。そこを了解していれば、彼女の一挙手一投足にまごつくのではなく、根本的なはかなさを抱き留めるよう、心遣いができたかもしれない。

あるとき沢ちゃんは心子と病院へ行った際、心子の気分を害した。その後彼らの音信は途絶えてしまった。またこれと前後して、ミイちゃんがアメリカへ帰国した。ミイちゃんは心子と唯一価値観の合う友達だったが、ミイちゃんは日本が肌に合わなかった。心子はまた大切な人を失った。

＊

話はさかのぼるが、心子は化粧品の電話勧誘のバイトにも手並みを発揮していた。この仕事は難しくて、大抵はなかなか契約を取れるものではない。一件も取れずに仕事をやめていく人もあとを絶たない。ところが心子はバイトを始めた初日、いきなり四件の契約を取って、支店長や社員を驚愕させた。

「子供っていうのは、お母さんがきれいでいるのが一番嬉しいんですよ」

母心をくすぐる心子のトークだ。支店長は心子の才能に惚れ込んで、実の娘のように可愛がってくれた。

数ヶ月後、化粧品が新しい商品に変更された。けれどもその商品はとりわけ高額で、使用法も複雑だった。心子はこれではお客は買わないと思い、値段を下げたほうがいいと支店長に進言した。会社のためならそれでクビになってもかまわないと思っていた。言うべきことは相手が大学教授だろうが著名人だろうが、尻込みしないのが彼女である。肩書きや役職などの枠組み（境界）は取っ払ってしまう。社会的な建前や保身というものがないのだ。しかし結局化粧品の価格は変わらず、契約を取れないことが心子の悩みの種になってしまった。

支店長は心子の個人的な相談にも乗り、心子は僕のこともよく話したという。支店長は親より親身になって、三時間も話し込んだこともあったそうだ。心子は退院後、支店長から僕と結婚しろと言われ、そのことをどう思うかと僕に尋ねた。

「やっぱり、今の状況では無理だよ……」

「焼却だな」

僕は心子に燃やされた。

心子は僕の実家にいる夢を見たと言う。僕と結婚している、いやにリアルな夢だった。二人とも実入りが少ないので、僕の父がここで暮らせばいいと言ってくれた。父は心子を猫可愛がりにし、食事のとき魚の骨を取ってくれたりした。僕は粗略《そりゃく》に扱われていたそうだ。

僕は心子を父に紹介したいと思っていたが、このころの心子は恐ろしく揺らめいており、数時間先もどうなっているか見当がつかず、なかなか計画を立てることができないでいた。

＊　　＊　　＊

心子は、この年に洗礼を受けたいと言った。

「人間の愛には限界があるけど、神様の愛は無限だから。あたし、神様の子供になるの。あたしは罪が深いから……。マーと清志と沢ちゃんの間で、今も揺れてるし」

心子は人間にも自分にも、もはや希望を抱くことを諦め、神に身を委ねようというのだろうか。

心子にとって神様の子供になるということは、俗世間とは一線を画す立場になることを意味した。洗礼を受けると、結婚した夫以外とは肉体関係を持ってはいけないという。それは僕としても捨ておけないことだった。心子は平常は気付かないし慎んでいたが、実のところ性欲が強いということが分かったという。生理が近づくと体がほてって変な感覚になり、抑えるのに往生するらしい。愛し合うときも、心子は失神せんばかりの悦楽に陶酔する。自分が発した言葉を覚えておらず、あとはしばらく動けなくなる。心子は恥じらって消え入りそうに言った。

「キスだけで濡れちゃうの」

「しんこね、自分で手でやったの……こうやって……正直に言わなきゃいけないと思って……」

心子は僕にも快感を与えてくれた。愛し合えなくなることを受け入れられるかどうか、僕は自信がなかった。セクシュアルな喜びも、僕が心子から離れられない魅力の片鱗ではあった。

「マーと一日中ホテルで一緒にいたい。洗礼受けたら愛し合えなくなるから……。悪いこといっぱいしよ。ホテルで一日裸でいて、エッチなビデオ見たり、お話したり……ひとつになりたい」

「ひとつになりたい」という表現は、心子の究極の一体感への願望を象徴している。心子の心には満たされない欠落した部分があり、その不全感を補うために、この上なく緊密な接触を求める。そんな荒涼とした渇きを押し殺し、心子は受洗して体の触れ合いを退けられるだろうかと、僕は内心いぶかっていた。それにもかかわらず、心子は我慢の極限をしのいでいこうとしてしまう。僕とたもとを分かとうとするときも、誰よりも寂しさに堪えられないのに、頑張って頑張って孤独と闘って、孤立無援で生きていこうと思ってしまうのだ。

心子とホテルへ行く約束の日、僕は早起きして心子の最寄りの駅まで迎えに行った。松葉杖をついて遠くから近づいてくる心子を見て、僕ははっとした。心子は黒髪をまばゆい金髪に染め、眉毛も剃って描いていた。一体何があったのだろうか。心子はとうとう言わなかった。

ホテルまでバスに乗った。停留所で降りてから、僕はつい普通に歩いてしまったが、幾分かして心子は遠慮がちに言った。

「少しゆっくりしてもらっていい？　言っちゃいけないと思って……」

皆目《かいもく》気がきかなかった僕だが、心子は自分より相方を大事にしたりするのだ。

ホテルの部屋に入った。初めは含羞の心子だったが、ときにはリードする格好も見せたりした。ベッドで、バスルームで、上になり下になり、優しく激しく、一日中愛し合った。これまでにない至福の体感だった。

それから毎週木曜日はホテルへ行く日にした。けれども常に急変する心子と、その約束を続けることはできなかった。

洗礼の件は心子と僕の懸案になった。心子はクリスマスに受洗したいと言っていたが、十二月は教会も行事が詰まっていて、残念ながら洗礼の予定を組めないということだった。心子は牧師先生を実の母親と思って慕っていたが、自分のことを少しも考えてくれてないと言って毒づいた。心頼みにする人が応えてくれないと、揺り返しが倍増してしまう。それにつけても、心子の仮借《かしゃく》のない言い分を聞いていると、てっきりその人がひどい奴だと思えてしまうのだった。

＊

ちょっと一悶着があった次の日、心子は至極《しごく》クールに別れ話を持ち出してきた。キレて言い募るのではなく、落ち着いた面持ちで話し合おうと言うのは過去になかったので、僕はかなり真に受けて当惑した。

　でも翌々日、僕が風邪気味になると、心子は心配で眠れないと何度も電話してきた。

「風邪薬買って送るよ。おかゆ作りに行く。変かな、こんなに心配するの。マーのこと大切に思ってるよ。大変なことがあったら言いな。良くなったらまた遊ぼうね。しんこといると楽しいよ。マーはよく笑うし。マーが年取ったらあたしが世話するからね。真っ先に飛んでいく。当たり前でしょ」

　何となく、目頭が熱くなった。

　そしてまた日付が替わると、今度は泣いて電話をよこした。

「独りで耐えなきゃ……。そのくらいの罪を犯してきたもの。人を傷つけてきた……。私と別れたほうがいいよ。大丈夫だよ……ごめんね……」

「話したいことは何でも言って。俺はそのためにいるんだから」

「ありがとう、マー……」

　一寸先はどうなるか分からず、またいつ立ち戻ってくるか分からなかった。

九　解離

清志はうつ病になっていた。父親の会社を継いで帰郷したのかと思っていたが、療養のため父親が引き取ったというのが本当のところらしかった。心子は、清志の病気は自分のせいだと言った。心子が死んだら清志も死ぬ。それだけが心子の自殺の歯止めになっているという。

心子はバイト先でも嫌なことが重なって、眠剤《みんざい》を飲んでも眠れない、着替える気にもならないと電話してきた。

「もう生きるのやめた……楽しいことないし。家賃のためだけにきつい仕事して、親はもうすぐ死ぬし、きょうだいとは絶縁だし、清志は悪くなるし、勉強できる環境じゃないし、あたしなんかいなくても……」

僕は共感するように努めた。

「そんなふうに思うほど、つらいんだね……」

「マーには分からないわ、希望を持てない人間の気持ちは」

「上がらない雨はないんだから。いろんな事が重なって、今疲れてるんだね……」

「今じゃないの！　三十六年間ずっと苦しんできたの！　これからも一生苦しむのよ！　上がらない雨はないなんて、どっかから取ってきたようなこと言わないでよ！　私はいつも死にたいと思ってきた。幸せなときなんて一度もなかった！　笑ってても心は泣いてるの！　そんなこと気付かないでしょ⁉」

心子の真の苦しみを掌握することは、僕にはできていなかった。でもそれを踏まえつつ、僕を非難する心子が本来の彼女ではないのだと、思いを巡らせていた。

「あなたに何ができるって言うの？」

「いつも見守ってるから。一生懸命想ってるから」

「それだけ？　それが何になるの？」

「一緒にいることしか、話を聞くことしかできないけど」

「分からない人に何を話すっていうの？」

『共にあること』。苦しむ人を前にしたとき、ただひとつできることである。そして、『傾聴』。ホスピスで臨終を迎える人や、死別の悲嘆に暮れている人と対面するとき、僕が学んだことだ。だがその真理も、心子には役立たなかった。それほど心子の心はむしばまれている。

「あたしに電話してこないのはお金がかかるからでしょ？　あなただけだわ、心配して電話してこないの。お金かかるからもう切るわ、あとで何か言われたくないから」

このときの電話は心子からのもので、料金は僕持ちではなかったが、常々僕から電話しているということも、彼女の頭から消え去っている。こういうときはどのような態度を見せても、金輪際《こんりんざい》功を奏することはない。〝言ってもダメ、言わなくてもダメ〟という陥穽《かんせい》だ。あたかも心子は、怒るために怒っているかのようである。もう話を終えるしかなかった。最後に僕は声をかけた。

「……また、電話して」

「あなたからはかかってこないからね!!　あなたのことは好きだけど、これだけははっきりさせとく。愛してはいない!!　愛する人のためなら死ねるっていう、そういう愛もあるのよ！　あなたは私のために死ねる？　自分を選ぶでしょ！」

森本先生の「動かないように」という忠告を思い出していた。

「死ぬことだけが愛してることじゃないよ」

「そう言うと思ったわ。あなたには一生わからない、かわいそうな人。あたし、死にたくなったら死ぬわ。そう決めた。あなたに死ぬなと言う権利はない」

電話は切られた。心が疲弊した。どれだけ意を尽くしても、心子には通じなかった。どうしたら心子の心情に沿うことができるのだろう？　死にたいと言う彼女に共感を示したほうが良いのだろうかと一考もした。けれど森本先生に質問してみると、心子のような人は、どれほど受容的に接しても怒りは治まらない、自殺の願望に同調しても受け入れられたとは思わない、それは自分自身に怒っているからなのだと聞かされた。心子は自分に対する憤りを、僕に移しかえているのだろう。

また、ボーダーの人に過度の共感を表すのは、果てしない依存が生じる場合もあるため、受容のプラス面とマイナス面を慎重に考慮しなければいけないと、僕は先々本で読むことになる。（当時はまだ情報が乏しく、ネット環境も不充分だった。）ボーダーの人の攻撃を無条件に聞き入れていると、彼らの行動パターンを強化してしまうという。彼らは攻め立てるのが容認されるのだと思い、それがエスカレートしてしまう。それを防ぐために、二人の間の「境界」を、定かに設定しておくことが肝要だとされている（限界設定）。どこまでなら踏み入ってもいいかボーダーラインを決め、それを破らないように約束しておくのだ。ボーダーの人は一時的にフラストレーションで煮え返るかもしれない。最初は従来より事態が悪くなることも、腹を据えてかからなければならないという。しかし長期的には、彼らが自分自身に責任を持てるようになることが必要だ。怒りや悲しみは自分の感情であり、最終的に処理できるのは自分でしかない。自我の葛藤には自身で向き合っていく他ないのだ。

それでも彼らは、捨て身で境界を切り崩そうとしてくるだろう。中途半端なことは許されず、境界と共感の兼ね合いはよくよく頭が痛い。どうしても収拾がつかないときは、時間的、物理的に間を置くことが有効だ。パートナーにもキャパシティーの限界があり、それを超えて破局してしまったら、さしずめボーダーの人にとっても損失だ。けれども時間が経てばボーダーの人も落ち着いて、またお互い円滑にやっていくことができる。境界を設定するというのは、決して見放すことではなく、いつまでも共に生きていくための知恵なのだ。

その翌日、心がかりで心子に電話を入れた。

「珍しいね、電話してくるの。もっと早くしてくれれば、こうならなかったかも……。今まであたしが苦しくても気付かなかったでしょ？　マーの所でお酒飲んでも、いつもトイレで吐いてたんだよ。

睡眠薬飲んだ、十錠か二十錠か……部屋がめちゃくちゃになってる……どうなったのか分からない。感情がない……」

心子は少しろれつが回らないような感じだった。

「きのうはひどいこと言いすぎてごめんね。あなたには何も期待してないし、私のことは早く忘れたほうがいいよ。病気じゃない人と結婚して幸せになって。あなたのことを思って言ってるのよ。あたしが死んでも皆そのうち忘れるから。好きなようにさせて」

「忘れないよ、しんこを大切にしてるから」

「あたしを楽にしてよ。彼氏なら安心して勉強できるようにして。経済的なことだけじゃない。精神的なこともあなたにはできない」

「いつも、想ってるよ。心にかけて祈っているから。それだけは胸に止めておいて」

心子は涙をすすりはじめた。

「……なんか分からないけど、涙が出る……感情はないのに……」

ひとしきり、心子は泣き沈んだ。


日が明けた日曜、数回電話を鳴らしたが心子は出なかった。また薬を服用して眠っているのだろうか？　どうしたらいいか気が気でなく、森本先生の自宅に電話してみた。主治医の自宅にかけるのは、精神科の治療契約という性質上、ルール違反かとも思ったがやむを得ない。しかし森本先生は外出中だった。留守電に心子の状況を言い置き、僕は心子の部屋へ行くことにした。

電車を乗り継いで心子のマンションに着くと、窓は暗かった。何回かベルを押した。返答がない。だが中にいる気配がする。大分経過して、心子は這いずるようにして出てきた。

「……誰……？」

顔を伏せたままだが、多分僕だと分かっている。僕が来るのを心当てにしていたのではないかと察した。

「帰って……」

心子は何遍もそう言った。

「外に出られる？　家へ来ないか？」

僕が言うと、心子は案外抵抗なく応じた。やはり待ち受けていたのかもしれない。心子は一旦部屋に入って着替えをしてきた。けれど外に出て歩き始めると、

「もう帰る」「顔見たからもういいでしょ」

などとしきりに文句を言う。しかし足は前に進んでいた。「言葉より行動を見るように」という森本先生の助言を頭に、僕は心子の心中を推しはかった。

心子は悪態をつきながら、僕の部屋までたどり着いた。そしてキッチンに座り込み、缶ビールを飲み始めた。

「ほっといて。あたしの中に入らないで」

心子はかなり酔って、目付きが不穏になってきた。突然、心子はキッチンの包丁をつかみ、頭よりも高く振り上げて自分の胸を突き刺そうとした。大慌てで心子に飛びつき、すんでのところで腕を引っつかまえた。包丁の切っ先は心子の胸の寸前で止まった。刹那、身を挺した演技なのかとも感じたが、瞬間でも遅れたら大怪我をしていた。

「放して‼」

無我夢中で包丁を奪い取り、奥に放り投げた。肝を冷やした。すぐに心子は二本目の包丁を握った。心子の腕を押さえ包丁を取り上げた。荒れ狂う心子を倒して馬乗りになった。普段の心子からは想像できない力だった。執拗に包丁を取ろうとする心子を力ずくでキッチンから引きずり出し、高校で習った柔道の袈裟固《けさがた》めで組み伏せた。心子はあらがって、聞いたこともない太い声で吠えた。

やがて、心子は動かなくなった。そうっと力を緩めて彼女を放した。しかし心子がいつ飛び出しても止められるように、神経を張りつめていた。心子は不意をついてキッチンの包丁に飛びつこうとした。即座に心子のジャケットの裾をつかんで引き止めた。心子は勢い余って横転した。すると今度はテーブルの上のカッターに手を伸ばし、自分の喉をかっ切ろうとした。取り押さえても、心子はさらにカッターやはさみを手にしようとして暴れ、僕は必死に押さえつけた。

そんなことを幾たびも繰り返した。夜通し見張り続けることも覚悟した。僕がどれだけリスクを冒してでも彼女を助けようとするか、心子は「試して」いるのだろうか？　こんなに我と我が身をかけた「試し」をしなければならないほど、心子の胸には無辺の穴が空いてしまっているのか？　寂寞《せきばく》とした心子の心の闇を思ったとき、僕は彼女を押さえたまま、ひどく泣けた。

「鬼！　マーなんか死んじゃえ！」

馬乗りになった僕を心子はののしった。しかしその顔はいとおしいものになっていた。

僕はたまらず落涙し、心子にキスをした。

「あたしのために泣く必要なんかないよ」

「泣けてしまったんだよ……」

やるせなかった。

夜になって、心子は床に就いた。

「マーもいないと寒い……」

僕も布団に入った。

「どうしてあたしをいじめるの？」

可愛い心子に戻っていた。

「しんこ、好きだよ」

いくつも、キスをした。そのまま添い寝して、二時間ほど眠った。

心子は目を覚まし、そばを食べたいと言った。僕がゆでる乾麺だ。

「マー君とおそば食べる夢見たの。マー君があたしの卵取るから泣いちゃった」

そばをゆでて二人ですすった。心子はいたずらっぽく笑った。

ほどなくして、横になった。心子はまたしても、包丁を狙ったときの危うい人相になった。起き上がろうとした心子を押さえると、彼女はにわかに無表情になった。

「しんこ？」

声をかけても心子は一向に返事をしない。まるで魂が抜けたようになった。

「どうしたの⁉　聞こえるか⁉」

いくら呼んでも肩を揺すっても、一切無反応だった。死人のような形相で下を向いている。見る影もなく血の気が失われ、半開きの目で無意識状態に陥ったままだ。人間のこんな顔は初めて見た。僕は訳が分からず、不気味な感触に包み込まれた。

「しんこ！　しんこ⁉」

「解離《かいり》」を起こしたのだろうかと思った。意識が自分から離れてしまうという現象だ。机上の知識としては知っていたが、実際にこの目で見たことはなかった。僕は不可解な思いに捕われたまま、何度も何度も声をかけ、心子の肩を揺すり、頬を叩いた。そうしているうちに、果たして何分くらい経っただろうか、ようよう心子は生気が戻った目になり、顔を上げて僕のほうを見た。しかし依然として呼んでも応答はない。僕は叩いたり揺すったりし続けた。

間もなくして、心子はどうにか息を吹き返した。何も覚えていなかった。一体どうしてしまったというのだろうか……？

一晩経って、心子は子供のときの話をした。心子の父親は心臓発作の危険を背負っていたが、独りで息絶えるのを恐れていた。そして、いとけない心子に連れ立って逝くことを求めた。父を愛していた心子は、自分も一緒に死ぬと誓った。幼い心子が、死に脅える父を慰める役割を果たした。父は心子があとを追うことを、再三再四にわたって確認した。どうやって自害するのか、その方法まで毎日問いただした。心子は一生懸命に考えて答えた。

「階段から飛び下りるの」「おしょうゆいっぱい飲む」

心子は父親に殉じるために生きているようなものだった。自分が生存する意味がつかめなかった。本当の自分が何だか分からなくなってしまった。心子は明るくて気丈で頑張り屋の、もう一人の自分を無意識に作り出した。そうしなければ生き長らえることができなかったのだ。

心子が十歳のとき、父親は何の前兆もなく発作に見舞われ、一時間後に絶命した。しかし、心子は死ねなかった。心子は脱け殻のようになった。父との誓いを破った……それが心子の人生を呪縛する、根源的な心の傷となったのである。

「生きようと努力してきたけど、もう終わり。全てから解放されたいの。誰とも会わずに、仕事だけで生きていく。世の中、金が全てだから。希望は持たないわ。マーがいまだに夢を持っているのは甘いよ。そのうち私の言うことが分かるわ。私はそんなひどい女だから。私なんか忘れて」

「それでも、俺は今まで通り想ってるよ」

心子はロマンチストでモラルを尊ぶ反面、世間は薄汚く、きれいごとが通るわけはないと見限っていたりした。そしてペシミスティックなことを言っては僕を困らせた。でも純潔なゆえに追求するものが高く、そして打ち破られ、失意が高じて何もかも捨ててしまいたい心理になるのは、僕にはうなずけた。

心子は、今日まで僕と写した写真とネガを洗いざらい出すように言った。過去を捨てると言って、写真とネガを流しで燃やした。部屋に煙が充満した。流しが焦げつき、心子はそれをたわしで頑なにこすり続けた。いいと言ってもやめない。そして酸欠気味になって倒れた。

そうして、心子は酒を飲んでさめざめと涙を流した。

「これでよかったんだ……」

自分に言い聞かせる心子だった。

「これからの仕事に乾杯。マーの仕事にも乾杯……」

心子は悲しく笑った。

*

森本先生に尋ねたところ、心子が無意識状態になったのはやはり「解離」だったようだ。アメリカ精神医学会診断基準「ＤＳＭ-Ⅳ-ＴＲ」の境界性パーソナリティ障害の項目で、一個だけ心子に該当しなかった「解離性症状」が現れたことになる。解離とは「意識や記憶などの分断」「別の意識の存在」を指す。

いわゆる「多重人格」は「解離性同一性障害」と言い、「別の意識の存在」に相当する。例えば、幼児虐待などの堪えがたい苦痛を体験した子供は、その死線から逃れるために、痛い目に合っているのは自分じゃないんだ、他の子なんだと無意識に自分に思い込ませる。そして解離のメカニズムによって、別の人格が生み出される。解離性同一性障害は、自分の存在を命がけで守ろうとする、無意識の防衛機制の結果生まれてきてしまったものだと言える。

心子が幼少時にこうむった、放置（ネグレクト）や死の強要も虐待に当たる。心子は生き残るために、もうひとつのたくましい人格を作らなければならなかった。心子が見せた解離は、そういう生育歴に起因したものだろう。ボーダーと解離性同一性障害は関連が深い。ただし心子は、解離性同一性障害そのものとは異なる。典型的な解離性同一性障害は、別の人格が表に出ているとき元の人格には記憶がなく、それぞれの人格は全く別々の存在だ。しかし心子の場合は、別人のように人格が変わってもいずれも一人の心子であり、全体の自覚も記憶もある。ただその人格の落差が甚だしいのだ。

＊

一心不乱で強固な意志を備えた心子。コミカルで天真爛漫《てんしんらんまん》な心子。恐ろしい攻撃性に身を任せる心子。そして絶望して生きる意欲を根こそぎ失ってしまう心子。些末《さまつ》な引き金でスイッチが切り替わり、それらの間で心子は無残にも八つ裂きにされる。それは如何ともしがたい苦悩である。

十　分裂

心子が公衆電話から電話をかけてきた。ところが途中で回線が切れてしまった。別段どうということもない会話でなかったし、公衆電話ではこちらからかけなおせない。携帯電話は使えない状況なのだろうと漠然と思っていた。もともと僕は電話が苦手で、用向きがなければこちらからかけない。それがいけなかった。心子は機嫌を損なって、体調もすぐれず部屋に引きこもってしまった。

メールの通信だけはできた。清志が新幹線で二時間半かけて心子のマンションに来て、食料を置いてすぐUターンしたという。暗に僕にも催促している。人の真似をするようで気が引けたが、マンションまで食べ物を買って行った。でも心子は病院へ行っていて留守だったので、ドアのノブに袋を下げ、メモを残して帰った。

二〜三日後、心子は電話で訴えてきた。ずっと部屋を暗くして動けない、夜は眠れない、食事もしていないと言う。O大へ薬を取りに行ってほしいと頼まれた。

「食料もまた持っていくよ。公共料金も払っとく」

「……マーっていい人なんだね。傷つけるだけの嫌な人かと思ってたけど」

いろんなことを思う心子である。少しして、メールが送られてきた。

〈どうしてマーが私のような人間に優しくするのか分からない。私は一生地獄を這いずり廻るだけの人間なのに〉

〈バイトも行けず、あなたにも色々迷惑かけて許してください。身体の病気のことも〉

自己卑下にはまり込んでいる。真っ暗な部屋で、ぽつねんとうずくまり悶えている心子は、どんなにか孤独と失意に責めさいなまれていることだろう。神は一体何ゆえに、かくも不毛な苦しみを彼女に授けるのか？


明くる日、O大へ赴いた。受付で、心子に言いつけられた小芝居を打った。彼女の代理で処方箋をもらいに来たが、彼女が診察券をなくしたので再発行してほしいと。その診察券は僕が常時持っていてくれと心子に言われた。森本先生はいなかったので代わりの先生に処方箋を出してもらい、薬局で薬を受け取った。コンビニで食料その他を買ってマンションへ行くと、心子は今日も通院中で不在だった。ポストに僕宛ての手紙が入っていた。

マー君へ。

いろいろありがとう。最近、身と心の状態がひどく、『生きてる』ことさえ信じられないくらい。まっ暗な部屋で一日中ベッドの中で、じっとしている毎日です。夜は長くて、死にたいといつも思っています。出来ることなら、もう仕事は辞めて、誰かと結婚でもして、しなくてもいいんだけど、無言で、静かに静かに、暮らしたいの。もう、人間とかと関わりあわないで、静かに、静かに、暮らしたいの。朝の美しい空を見たり、夕焼けの美しさに詩を書いたり、日曜日は散歩をしたり、美しい花を見て感動したり、優しい心で静かに、自然と、神様と、愛する人と、もんちと、静かに……

静かに……

しんこ&もんち　2000．11．20

心子は心底では、ひっそりとした安らぎを切々と願っているのだ。それでいながら、現実には不安定な関係に身を投じざるを得ず、上へ下へと慌ただしく揺れ動き続けるのだった。

その日の夜帰ると、留守番電話が入っていた。

「しんこです。今日は本当にありがとうございました。えーと……、どう感謝の気持ちを、言葉に表していいか分からないんですけど、マーがいてくれて、しんこは生きられるような、気がします。生きていけるような、気がしています。本当に感謝しています。ただそれだけ、言いたくて。本当に、マーのおかげで、何とか生きられているような気がします。ありがとうございました。バイトお疲れさまでした。じゃあまた。おやすみなさい」

同じ内容のメールも届いていた。僕は目頭が熱くなった。あんなに苦しくて死にそうだったのに。本当に良かった、希望を持つことができて……。僕は感慨無量で床に就くことができた。


朝になった。心子から新しいメールの着信があった。僕は胸はずませて開いた。

〈昨日あれほど感謝し喜び、今日はひどい鬱病。私には「毎日」はなく、一秒ごと心が狂変し続くだけ〉

何ということだろう！　わずか一夜でまた元の木阿弥に……。心子にはしばしの平穏も許されることがないというのか？　心子に電話をしたが留守電になっていた。

夜になって、折り返し心子から電話がかかってきた。

「眠れない……食欲もない……。包丁買ったの、本当にだめだったら死のうかと思って……知らせてほしい人のリスト作っとく。マーしか頼む人いないから……」

さすがにそれはそのとき請け負えなかった。

「しんこは独りじゃないよ」

僕はひとえに支えるしかなかった。明後日O大に付き添って行く約束をした。

次の日の深夜、また服薬したと言って電話が来た。

「心臓が苦しい。明日、迎えにきて……」

「しんこ、大丈夫？」

このときも電話でこちらの声が届かなくなった。

「苦しい。助けて。助けて……助けて……」

電話は切れた。夜が明けるのを待つしかなかった。

翌日、森本先生の診察を受けた。僕は待合で待機していた。遠くで男児の悲鳴のような声が聞こえた。それがだんだん大きくなってきた。まさかと思った。声は森本先生の診察室から聞こえてくる。一体どうしたのか⁉　僕はいても立ってもいられず、診察室の前まで行った。しかし精神科の診察は患者とドクターの特殊な空間であり、中に入ってはいけないと思って何とか自重した。

「誓いを破ったんです……！　お父さんとの誓いを……!!」

心子の絶叫。僕は今にもドアを開けそうになった。中では心子が暴れているような音が漏れてきた。しばらくして、やっと声は治まった。診察室のドアが開き、森本先生が汗ばんで出てきて僕を招いた。一目散に走って診察室に入ると、心子が失神していた。心子はペンで自分を刺そうとし、先生が懸命に押さえたのだ。父親との心中の約束を、先生はこの日初めて聞いたという。心子が目を開けた。凶器を狙うあの目だ。心子は脱兎の如くペンに手を伸ばした。先生と二人で心子を取り押さえた。森本先生は声を上げて心子を諭した。心子はカッと目を見開いて先生をにらみつけていた。力を出し尽くした心子は、再び昏倒して崩れ落ちた。

心子を車椅子に乗せて診察室を出た。心子は時折意識を回復したり、またすぐ眠るように気を失ったりした。心子は受診した覚えがない。僕は心もとなかったが、心子を休ませて様子を見るようにと言われた。眠っている心子を一階の待合ロビーまで運んだ。心子のリュック、自分のバッグ、コート、松葉杖、病院のファイルを携えて、車椅子を押すのは難儀だった。心子を長椅子に横たえて寝かせた。少しく眠っていた心子は、悪夢にうなされて飛び起きた。

「首つってる……！　助けなきゃ！」

前夫が自殺未遂をしたシーンのフラッシュバックだ。

「しんこ！　大丈夫、夢だよ！」

心子はすぐに寝入った。が、またもや夢を見て跳ね起きた。

「血が出てる……！」

今度は清志がナイフで刺したときの場面だ。心子をなだめて寝かせつけた。

もう病院の診療時間はとっくに回っていた。心子はようやくぼんやりと目を覚ました。

「お父さん、どこ……？　先生どこ……？」

見当識がない。自分が今どこで何をしているか分からないのだ。僕は心子を夜間救急外来に連れていった。受け付けをして控えている間、心子は昔の父親のこぼれ話をした。さながら子供になっているようだった。

名前を呼ばれて診察室に入った。

「ここがどこか分かりますか？」

当直医の質問に、心子はぐるりと部屋を見回して答えた。

「……O大……」

当直医が問診をすると、心子は言った。

「吉田さんは知らない人だから答えません……」

心子は虚ろな意識の中で、当直医のネームプレートをしっかり見ている。心子は僕に尋ねた。

「この人は信用できる人……?」

「大丈夫だと思うよ」

「……吉田さんは薬物療法ですか、認知療法ですか、行動療法ですか……」

心子は療法をいくつも並べた。

「彼女は心理学の勉強をしているので」

僕は当直医に気を遣ってフォローした。

「吉田さんは、どうして精神科医になったんですか……?」

「言う必要はないでしょう」

当直医は慣れたもので怒らなかったが、愉快ではなさそうだった。

心子を入院させるか帰宅させるか、決めなければならなかった。入院には家族の同意がいるが、心子は家族に知らせたくないと言う。心子は、閉鎖病棟に入ると檻に監禁されて一生出られないと、なぜか思い込んでおり、日頃から入院は絶対嫌だと言っていた。清志が精神科に入院したとき、スタッフからゴミを投げられたと言うのだ。結局、心子は僕の部屋に来ることになった。心子は処方するべき薬を全部メモしてチェックした。処方箋をもらい、院内薬局で薬を受け取って、帰路についた。僕も疲れていた。

部屋に帰り着いて、心子は卒倒し、少し眠った。そして、三たび悪夢に飛び上がった。

「お父さんが死んだ……！　あたしも死ななきゃ……！」

心子は完全に子供になっていた。カッターで喉を切ろうとした。

「死ななくていいんだよ！　生きてていいんだよ！　お父さんは間違ってた。しんこはもう充分苦しんできた。約束は果たしたよ！」

「でも死ななきゃ！　お父さん、寂しがってる！」

「お父さんは寂しくないよ！　天国には時間がないから、いつまでもしんこのこと待ってる！　天国は憎しみも何にもないいんだ」

夢中で心子を鎮めた。

いくらか経って、心子は正気に戻っていった。この間の記憶はなかった。

「マー……何もできなくてごめんね……」

心子は悲しそうに僕の頬をさすった。

おいおい心子に活気が蘇ってきた。そして、ハンガーにかけてある僕のウィンドブレーカーに目を付けた。最近知人からもらったものだ。

「いいなあ、これ……」

心子はいかにも物欲しそうな甘えた眼差しで、しなを作って僕に振り返った。さっきの騒ぎはまるっきりどこかへ行ってしまっている。

「いいなあ……」

心子はもう一回振り向いて、僕に流し目を送った。

「分かったよ、あげるよ」

「やったあー!」

心子は喜んで拳を突き上げた。アップダウンがより著しくなっている。

心子は例のように友達のことなどを面白おかしくしゃべったり、たわいなく甘えたりした。実は人を引き付ける達者な語り口も、ボーダーの人の特徴だということをあとあと知った。こういう楽しくて愛すべき面、いじらしい面などがふんだんにあるから、大変なことがあっても心子とは離れられなかった。

確かに、このような波乱に生涯添い遂げられるかと問われたら、僕は確信がないと言わざるを得なかった。だがもし仮に別れるなどということになったら、果たして彼女はどうなってしまうのかと思えば、とてもそんなことは想定できない。僕は自分自身が失恋に苦しんだので、人にそれを味わわせるのは最も心が痛む。まして心子には、それは文字通り命取りにもなる。そのうえこんな症候に虐げられている心子を、見限ることなどできるはずもなかった。

その夜、心子は不安だから裸で寝ると言った。二人、素肌を合わせて眠った。

翌朝、心子の保険証がないことに気が付いた。心子は保険証をO大の患者用ファイルの中に入れていたと言う。僕はファイルを車椅子の背もたれのポケットに入れたまま、忘れてきてしまった。中に保険証が入っていたのは知らなかった。O大で異常事態の心子を従え、何個もの荷物を引っさげて、車椅子を押しながら院内を右往左往したので、帰り際にはすっかり失念してしまったのだ。保険証を誰かに拾われて、消費者金融にでも悪用されたら終わりだ。

すぐO大病院の警備に問い合わせたが、車椅子置き場にファイルの入った車椅子はないと言われた。院内の車椅子は引きも切らず移動しているので、その車椅子がどこにあるか分かりかねるという。次に区役所に連絡し、心子の保険証を即失効させて、新しい保険証を発行してもらうよう依頼した。しかしその日は土曜日で、手続きは月曜日まで待ち明かさなければならなかった。それまでに保険証が誰に拾われてしまうか……。心子は不安に駆られてぐったり倒れ込んだ。僕は心子をなだめるのに汲々とした。

「安心して、大丈夫だよ。万一のときは俺が弁償するから。しんこに迷惑はかけないよ」

最後は父に頭を下げて借金するしかないと思った。心子にとって自分を託した人間は、決してミスを犯すことのない万全な保護者でなければならなかったのだ。

すぐO大へ行って車椅子を探すことにした。心子はショックで歩けない。彼女を部屋に残していくのはもちろん危ないが、やむを得なかった。心子にはビデオでも観ながら時間をつぶすようにと言い含め、部屋にある刃物や危険物はリュックに入れて担いで出かけた。

出先からたびたび心子に電話を入れた。

「……どうして、包丁隠したの……？」

心子はぼうっとして話がうまく通じず、ビデオの操作もできないようだった。

O大に着いて、各棟を隅々まで探し歩き、車椅子を一台一台調べて回った。が、いかんせんファイルの入った車椅子は見つからなかった。土日は中央病棟は閉まっているため、月曜日に改めて中央病棟を探しに来なければならない。その日は切り上げて帰らざるを得なかった。

アパートに着いて部屋に上がると、心子がはさみで手首を切ろうとしていた。急いではさみを取り上げた。心子は僕が帰ってくるまで躊躇していたのか、待っていたのか？

その日は、ビデオを観たりしながら気を紛らわさせた。些細なことで心子は何度もキレた。

「あたしがどんなに心配してるか分からないの!?　今回の件、全て責任取りなさいね！　あたしが死んだらあなたのせいだからね！」

心子は腕を存分に振るって僕に殴りかかり、間一髪、僕は手でさえぎった。

「やるじゃん」

「そんなことないよ」

「腕が鈍ったかな……」

心子は腕を後ろから振り回した分だけ、故意に時間をかけて殴りつけたようにも見え、のっけから避《よ》けられるようにしたのではないかと思えた。心子が僕に肉体的な攻撃を繰り出したのは、あとにも先にもこのときだけだ。僕は荒れる心子を冷静に受け止めることに努めた。彼女の心痛を和らげ、この場を乗り切るには、僕が大人らしく動じないようにしなければ。

ところでボーダーの人の中には、家族やパートナーに暴力的な行為をする人もいるが、それはボーダーの人によって個々別々だ。怒りなどのエネルギーが外に向かう「アクティング・イン」のタイプ、内に向かって自分を傷つけてしまう「アクティング・アウト」のタイプがあるとされる。同じボーダーと言っても、まるっきり正反対の症状に見えることもあるだろう。そして心子がそうであるように、一人の中にアクティング・アウトとアクティング・インが同居していることも多い。ボーダーは個人ごとに多種多様な現れ方がある。十把ひとからげにしないようにしたい。

翌・日曜日は、神宮外苑の銀杏並木へ行くことにした。毎年銀杏が色づく季節に行く、心子がこよなく好きな場所だ。心子は外でも人目をはばからず、大声で僕に食ってかかった。僕が大きく構えて受容しているうちに、だんだん心子は笑顔を見せるようにもなっていった。並んでベンチに腰かけた。

「マーとうまくやるように努力してるの。生まれて初めて恋愛で努力してる。恋愛は努力しようとしたら終わりだよ。マーとは恋愛観が合わない。いなくなったら壊れるくらいの恋愛がしたいの。マーはあたしがいなくても壊れないでしょ。一番愛されてない感じがする」

僕は肯定も否定もせず黙って聞いていた。

「しんこがどんなに寂しがり屋か分かってない。マー君は清志とは違うんだって言い聞かせてきたけど、もう限界だよ。倒れたのもマーが一番の原因だし。もうレッドカード寸前。

別れるときは黙って別れるよ。これが最後通牒《さいごつうちょう》だからね。笑ってても翌日には別れる。マーは恋愛の仕方が下手ね。似合わないよ、恋愛」

心子は鼻で笑った。

月曜日には、O大や区役所などで様々な作業をしなければならない。日曜の晩、それらの段取りを心子は僕に順次再確認した。僕もすでにあらかた承知していたが、処方箋の受け取りに関してたまさか言葉がちょっと行き違った。僕が軽く聞き返すと、心子は露骨に見下した目付きで僕を一瞥《いちべつ》した。そして、バカには書いてやらなきゃ分からないと言わんばかりに、明日の作業を一から十まで、克明に紙に書き始めた。さすがに僕も小腹が立った。

「何、その目？　軽蔑したみたいな」

「あなたができると信用してないの！　私はあなたの目付きのこと言ったことないよ。うまくやろうと我慢してきたのに、もういい！　レッドカード出たね。このことが終わったら別れよう」

こうなると何を言っても無駄だ。書きたいように書いてもらうしかない。

月曜日の朝。僕は心子が寝ているうちからO大を目指した。言うまでもなく物騒な物はリュックに詰め込んだ。中央病棟に着くなり、外来患者が車椅子を使う前に探したが、ファイルはなかった。受付に遺失物として届けられていないかも尋ねた。外来の受け付けが始まる前と、始まったあと、診察が始まったときと、三回に分けて受付に聞いた。一回目も二回目も届け出はなかった。もうほとんど諦めかけた三回目……あった！　たった今、届けられたというのだ。金曜の夜勤の看護師が預かってくれていたらしい。喜び勇んで心子に吉報を伝えた。でも心子は、保険証が二日間誰の手に渡ったか分からないので、やっぱり新しく作りなおしてほしいと言う。心子の代理で僕が区役所の手続きをするための委任状を書いているから、一遍帰ってきてほしいと言われた。

心子は公的文書の書き方もよく知っていた。保険証番号の変更を申請することまで心得ていた。僕は心子から委任状と実印などを預かり、区役所へ赴いた。銀行その他、煩雑な用事も順次こなさなければならなかった。それらのメモに目をやりながら、ひとつずつ作業を進めていった。そして、実印はゆめゆめなくさないよう肝に銘じ、幾度もバッグの中を覗き返した。

苦心惨憺《くしんさんたん》、全ての用件をやり終えた。僕は精神的にも疲労困憊して、部屋に向かった。心子に電話を入れたが話し中だった。帰宅途中、何回かけても通話音が鳴り続いた。一体どこと話しているのだろう？

部屋に着くと、心子はえらい剣幕で受話器にがなっていた。心子は僕に形だけ「おかえり」とそっけないキスをし、電話し続けた。相手方は郵便局らしい。郵便物の誤配が相次いで、相当な実害が発生したことに厳しく抗議しているのだ。こういうときの心子は恐ろしい。向こうの申し開きを勘弁せず、ときにハッタリをかまし、次々と上の者を出させて、正式な謝罪文を執拗に強請する。ワープロでなく直筆で、役員の連名で署名、実印を押し、控えも取ってじきじき持参するようにと、重ね重ね念を押した。もう何時間やっているのか。ほったらかしの僕はふてて横になった。やっとこさ糾弾が終了して、受話器を置くや否や心子は豹変した。

「疲れちったよう！」

可愛ぶった声で抱きついてきた。こっちだって疲れてる。あー付いていけない。

心子は、郵便局の役員は心子がどんな恐い女だろうとマンションへ謝罪にやって来て、小娘の心子がひょっこり出てきたら驚くだろうね、と言って笑った。挨拶代わりの菓子折りを心子がひっくり返し、散らばったお菓子を役員たちがおろおろと拾う格好を演じて見せた。管理人のおばさんがモップで彼らを追い払う真似をして、心子は自分で笑いこけた。

やれやれ……。

その夜、たまたま夕べの話題になった。心子は泣きそうな顔で言った。

「マーが〇大や区役所で迷わないように、一生懸命わかりやすく順番考えて、紙に書いてあげたのに、軽蔑してるだなんて……」

「俺から見るとそう感じられたんだよ。そうなったら黙って書いてもらうしかないと」

「そんなふうに思ってたの？　あたしがどういう人間か分かってるはずなのに……悲しすぎて、もうマーのこと愛せない……」

心子は涙を流した。しまったと思った。心子が怒るのは悲しいからだ、愛情に飢えているからだという基本を忘れていた。トラブルが重なって僕も余裕をなくしていた。苦しいのは心子のほうなのだ。不快なときでも心子を甘受するようにしなければと、改めて深く自戒した。

「ミイちゃんがアメリカに住めって誘ってるの。迷ってたけど、これで決心がついたよ……明日、体調よかったら帰るわ」

心子は悲しく笑った。やる方なくて、心子を抱いた。

「完璧なことはできない。でも全部だめなんてこともない。百でもゼロでもないんだよ。だから、一緒に生きていこう……」

「……生きることが分からないの……死ぬことしか教わらなかったの……」

心子は涙した。僕は悲しみと悔恨の情がこみ上げてきた。僕にどこまでできるか分からない。でも心子にはぎりぎりの誠実さで相対していこう。僕は心子の胸に顔をうずめて忍び泣いた。

「マー、泣かないで……」

心子は、やおら手を合わせて神に祈りを捧げた。

「この人は二十年間苦しんできた人です。きっと成功して、作品が世に影響を与えますように。どうか、稲本雅之の名前を覚えてくださって、特別のお計らいをもって、続けてチャンスと能力をお与えください……」

完膚なきまでに叩きのめされるのも心子ならば、癒してくれるのもまた、心子だった……。

＊

ボーダーの人は元天使だった、と言う人がいる。すこぶる生粋《きっすい》で魅惑的、安らぎを与えてくれる。だけど人間に転生してからまだ間がないので、人の不完全さというものを理解できていない。それで神様のような理想像を押しつけて、とんでもない無理難題をしいることになる。でも万端の愛を得られずに傷つき、稚児《ちご》のように嘆き悲しんでしまう。彼らは天衣無縫に慈愛を欲しているだけなのだ。

十一　子供の人格の出没

心子の両まぶたに小さな傷跡ができていた。

「どうしたの？」

一瞬ためらって、心子は答えた。

「……カッターで刺したの。世の中、汚いことばっかりだから、何も見えないほうがいいと思って。血がドバァー」

僕は落胆して、ため息をついた。

「もう、そんなことしないで……」

「だって絶望しちゃうんだもん」

寝ても覚めても心子は死と隣り合わせだ。

＊

心子は森本先生に、カウンセラーを紹介してほしいと頼んであった。それなのに先生がなかなか口添えをしてくれないと言って、心子は先生の悪口雑言を並べ立てた。医師としての致命打を食らわせるような酷評だ。しかし森本先生の弁を聞くと、心子のような人はカウンセリングを受けること自体が難しいのだという。まず、毎回定期的にカウンセリングを続けることが難航する。そして、心子は頼れるカウンセラーとして男性を望むだろうが、男性には依存感情を抱いて、そのあげく破綻し、遠のいていって、そして逆戻りしてくることを繰り返すだろうということだった。いずれにしても、治療は十年単位になると言われた。

心子の治療に要するのは、幼いときのでき事を思い出して内的な再体験をし、その思い出を癒していくこと、そして心理的に象徴的な死を通して、生まれ変わっていくことなのだという。

なお現在は、パーソナリティ障害に「認知行動療法」なども行なわれている。ボーダーの人の「認知のゆがみ」を、入念に修正していく方法だ。また欧米では、自殺や自傷行為に有効な境界性パーソナリティ障害の治療として、「弁証法的行動療法」が高く評価され、日本でも取り入れ始めている所があるようだ。

このころ、心子は森本先生の診察を受けるたびに、発作を起こしたり記憶を失うようになっていた。この日も受診後、先生に車椅子を押されて出てきた心子は、茫然として前後不覚だった。

「診察受けなきゃ……モリちゃんはいつも三時になると帰っちゃう。さんざん待たされて。モリちゃん、あたしのこと嫌いなんだよ。マーはあたしのこと好き？　愛してる？　見放さない？」

「大丈夫だよ」

心子は幼子のようになっていた。

僕の部屋に到着して眠りこむと、心子は父親や前夫、清志の死の幻影にうなされた。それから子供の人格に入れ替わり、カッターやペンで喉を突こうとした。そのつど僕は心子を押さえなければならなかった。次に心子は赤ん坊の人格になった。独りぼっちで部屋に寝かされ、誰にも抱っこされずに寂しかったと泣き伏した。明らかな解離現象によるものだ。

森本先生の話では、今まで体の痛みとして出ていたものが、心理的な症状として現れてきたのだという。心子の心はそれだけ深手を負っている。黙って優しく抱き留めていくしかない。心子は自分自身を抱きしめることができないのだ。人の犠牲になったり、正義のためなら破滅しても潔しとする心子だが、森本先生によれば、心子には自分をメチャメチャにしたい無意識の自分があるのだという。それもやはりトラウマから生起してきたものである。

心子は取るに足らないことで僕をののしって、布団にもぐり込んだと思いきや、

「寒い、マーも一緒に入って。マーが必要」

とせき立てた。あまつさえ、「もう別れた」と言ったその直後に、

「大好き大好き!!」

と、むしゃぶりつくようにすがってくることもあった。やたらに愛想を振りまいて笑い合うこともある。喜怒哀楽の変化が一段と激しくなっている。

自傷行為も頻発した。片時も目を離すことができないありさまだった。しかし僕も仕事やバイトがあるので、連日二十四時間心子に付いていることもできない。僕の部屋に数日間いたあとは、心子はマンションへ帰って母親に来てもらい、僕と母親が交互で心子を見守ることにした。そういう日々がひと月余り続くことになった。いたって快活なときもあるので、入院させることには逡巡《しゅんじゅん》した。入院すれば余計自傷行為に走るだろうと、森本先生も言った。また、実家へ行くことは心子は頑として拒んだ。そこは彼女にとって、悲しくやり切れない想い出しかない場所なのだ。

僕は心子の自殺企図を第一に憂慮していたが、森本先生は、本当に死のうとする人間はそれを人前ではしないと説明してくれた。心子の自殺行動は助けてほしいという無意識のサインであり、生きたいという現れなのだろう。森本先生は、部屋の中の危険物は隠して、僕は僕の生活をするべき、最後は本人を信じるしかないと言った。

次の受診時、心子は子供のときの人格になってしまった。そして森本先生を父親だと思い込んだ。診察がすんでも心子は幼児のまま、待合でしばしの間、寝たり覚めたりしていた。

「お父さん、変わっちゃった……あたし、嫌われた。お父さんとの秘密、いつもしてたのに、今日は嫌がられた。あたしが約束を守らなかったから……。もうだめ……」

お父さんとの秘密……以前も心子から聞いた言い方だった。どんな秘密なのか？　森本先生は治療者として、心子の要望に応えるわけにいかなかっただろうが。

「お父さん、怒ってた。約束守らなきゃ……」

「約束はもういいんだよ、命を大切にして」

「お兄ちゃん、お父さんに言ってきて、嫌わないでって」

僕を兄だと思っているようだ。

「お父さん今いないから、あとで言っとくよ」

「お兄ちゃん、お父さんに叱られるの嫌なんだ。お父さんが死んでほしいって思ってたでしょ、しんこ知ってるよ。お兄ちゃん、お父さんに言ってきて。あたしお手紙書く。いつもそうしてるの」

心子は紙の裏に手紙を書いた。すっかり子供の字になっている。

お父さまへ　きょうはどうしてなの？　いつものふたりのやくそく　ひみつのやくそく　いやがったの　お父さん　しんこがキライになったんだね　しんこがちかいをまもらなかったから　しんこをきょぜつしたのね　お父さん　ふたりのひみつ　どうしてきょうはいやなの？

僕は手紙を受け取って診察室のほうへ行き、父親に渡してくるふりをした。

「手紙、預けてきたよ」

「お父さんの秘書の人？」

「うん」

それから心子は、元の人格に返るのに一時間半ほどかかった。

僕の部屋に来てからも、再々子供の人格に交替したりした。心子は、ひどく頭が痛い、疲れたと何度も言った。心子の根本の葛藤は父親との関わり合いである。これまで解決されないまま来てしまった難問を、大人になった今やり始めたのだ。だが父親はすでに鬼籍に入っている。生きていれば父親とやりなおすことも、父親が変わることもできる。しかし本人がこの世にいなければ、関係の修復を実生活に反映することができない。死者が相手なのは非常に難しいと、森本先生は述べていた。

＊

甘い物が好きな心子に、春日饅頭を買ってきた。僕は包みに付いているシールをはがし、ふざけて「この部屋にいるための許可証」だと心子のおでこに貼った。心子は口をちょっととんがらせ、「春日マン」だと言ってシールを付けっぱなしにしていた。

夜、僕が仕事で机に向かうと、心子は児童のようにわざと泣きそうな顔をして布団に入った。

「お仕事の邪魔しない。いい子にしてる。バイバイ」

心子は手をにぎにぎして寝入った。

いくばくもなく、心子は恐い夢を見たと言って起き上がった。

「あたし病気なの？　どうなっちゃうの？　マーはあたしが恐い？　狂ってると思う？」

僕は首を横に振った。

「もうあたしと会わないほうがいい。あたしの大切な人は皆どっかへ行っちゃうの。マー君も行っちゃうの？」

「大丈夫だよ」

「大好きマー君、しんこだけのマー君だよね。いつも一緒にいる？　死んだり自殺したりしない？」

「俺は死なないから」

「何も返せなくてごめんね……」

心子は泣き濡れた。

「あたしの人生はお父さんのためにあるの。お父さんを慰めて守るため」

「しんこの人生はしんこのものだよ。お父さんとしんこは別だよ」

「違うの。死ぬために生まれてきたの」

「しんこを大切に思っている人は沢山いるよ。だから二人で生きよう」

「二人で生きるって分からない。おそば食べること？　春日マンになること？」

「生きる」という意味が心子には、ようとしてつかめないのだった。

心子は一旦帰宅した。そして二日後の夜、僕が部屋に戻ってくると心子が眠っていた。心子は目を覚まし、あどけない目でくるっと辺りを見回した。子供の人格になっている。僕は幼い心子の頭をなでた。

「よしよしが好き……。おじさんは誰？」

「雅之だよ」

「どうして天井に染みがないの？　お父さんは？　お父さん、嫌がってた……」

「あれはお父さんじゃなかったんだよ」

「お出かけって言ったじゃない」

「そう思ったけど違ってたんだ」

心子は僕の頰に手を伸ばしてさすった。僕の顔は外の冷気で冷たくなっていた。

「あったためてあげる。しんこ、いつも助けてあげるの。お父さんの代わりにお仕事する。お客さんにお茶いれたり、挨拶したり」

心子は来客の接待をして見せてくれた。

「いつも、父がお世話になっております。村瀬心子といいます。二歳と三ヶ月です。村という字に、瀬は難しくて、瀬戸…内…海の、瀬。心の子と書きます。お父さんは病気で寝ていますが、じき起きてきますので、少…々、お待ちください。そのあいだ、あたしがお相手します」

心子は北原白秋の「初恋」を暗唱した。

「えらいね、どうやって覚えたの？」

「独りで覚えたの。お父さんは、ときどき英語と社交ダンスを教えてくれます」

心子は疲れたと言って再び眠りについた。近くで救急車のサイレンの音が聞こえ、心子は目を開けた。

「……マー君……？　いつ帰ってきたの？……このごろ疲れる、働いてもいないのに。記憶がなかったり……あたし病気なの？　どうなってるの？　正直に教えて」

危なっかしい子供に替わったわけではなかったので、僕はさり気なく言った。

「子供のときに戻ってるみたいだね」

すると心子は深いショックの色を隠さなかった。

「とうとうやってきた……心理学の勉強を始めて、いつかこの日が来ると思ってた……」

「どういうこと？」

「死ぬっていうことよ……死ぬことだけ考えてた、あのころに戻ったということは……もうおしまい。お父さんの声が聞こえてきて、死ぬようにと言えば、簡単に死ぬわ……」

　心子は力を落として嘆いた。

「どうして教えたの？　知りたくなかった……心理学知らない人が聞かれたら、素直に答えるよね……いずれ誰かに知らされたことだけど……。子供の人格が出てきたか……」

　重いため息をついて心子は続けた。

「あの十年間にどんなことがあったか、誰も知らない。お父さんが死んでから、子供のときのことは無理やり心の奥に閉じ込めてきたのに……初めて人を信用して、愛しすぎて、甘えたくなって出てきたのかもしれないね……。小さいころの自我が出てきたら、今の私は勝てない。私はお父さんのものだから……」

　心子と父親の間に何があったのか？　僕は戦慄を感じていた。後刻森本先生に尋ねると、近親相姦はあったのではないかと答えた。血と血のつながりがあったから、一緒に死ぬというところまで行ってしまったと。

「……マー君とこれ以上深く付き合うと、もっと甘えて、癒してほしくて、子供になる時間がだんだん長くなって、元に戻れなくなる……子供に戻らないためには、もう誰も愛さないし、信用しないで独りで生きていく。もう優しくしないで……」

　あまりに、いたわしかった。僕が彼女と付き合わなければ、こんなことにはならなかったというのだろうか……？

翌日、心子を区役所へ連れていった。心子は働ける状態ではないので、生活保護や障害厚生年金の相談に行くことを、僕は前から提案していたのだ。しかし心子は、以前自分で生活保護の話を聞きに行ったとき、担当者に冷たくあしらわれたと、いたく滅入っていた。もう一度行っても同じだとむやみに恐がって、まるで悲観的になっている。でも僕の下調べでは、心子の状況なら支給の対象になる見通しは充分あった。また心子は、生活保護を受けると家計を管理されるのが嫌だとか、調査されると祖父の隠れた遺産が出てくるかもしれないとか、逃げ腰のことばかり口にした。心子は瀕死の赤ん坊のように弱くなり、歩くこともおぼつかず、松葉杖をついてやっとのことで区役所へ出向いた。郵便局を徹底的にやっつけた心子とは文字通り別人だ。

普通一人の人間の人格は、怒ったり泣いたりすることがあっても、ひとつのまとまりや連続性がある。しかし心子はその一貫性が欠けている。誇大な幻想を持って突き進んで行くかと思えば、卑小な自分におよそ面目をなくしてしまう。一定した自己像が保てないのだ。

自力では何もできない心子の介添えをして、その日は区役所の生活保護課、国民年金課、そして社会保険事務所へ行って相談を重ねた。その結果、障害厚生年金が適用されそうだということになった。ドクターの診断書を入手するため、彼女が前にかかっていたK病院へも足を伸ばした。

もうとっぷりと日が暮れていた。心子の疲労もことさらだった。診断書はO大病院のものも入り用だった。心子はK病院の医師に、金曜日までに診断書を書いてほしいと、まげて頼み込んだ。金曜日はO大の診察があるので、その日にO大の診断書もまとめて揃えたいと思ったようだ。でも金曜日に再度あちこち回るのは大儀だろうと、僕は気にかけた。それにO大の初診の年月日によって、申請の手続き方法が大幅に変わるという事情があった。初診日を確かめないと、急いで診断書を揃えても意味がない。K病院を出て歩道橋を上りながら僕は、慌てないで手続きの日取りを分けるようにと心子に促した。心子は爆発した。

「こんな嫌なこと一日で終わらせたいっていうのが分からないの⁉」

心子は歩道橋の手すりを乗り越えて飛び下りようとした。手早く取り押さえた。松葉杖が階段をカタカタと滑り落ちた。一人の通行人が無関心に通り過ぎていった。心子は目に涙をためて叫んだ。

「どうしてこんなに分かってない人に助けられて生きていかなきゃいけないの⁉」

ひがな一日支えて回った結末が、この体《てい》たらくだった。憂うつな気分になり、僕たちは無言で帰り道を歩いた。楽しそうに語り合うカップルたちとすれ違った。しかし心子の叫びは、やるせないまでの本音だったのだろう。

僕の部屋にたどり着いて、心子は不承不承、ぽつりと言った。

「……今日はありがとう……寒いところ、手続きしてくれて……」

心子の心のオセロは、真っ黒にはなっていなかった。悲嘆し嫌悪しながらも、黒の中の白い点に目を向けることができた。僕には色好い兆しに感じられ、彼女の言葉が嬉しかった。

「マーが私のこと分かってくれなくても、私がマーを愛せなくても、それでも私は、マーに支えられて生きていくしかないんだね……」

心子は惨めだと言って頬を濡らした。

「そのうち死のうとする自分が出てくるよ。お父さんの声が聞こえて死ぬか、子供のまま戻れなくなるか、どっちかひとつ。そういう症例を沢山勉強したの。三歳の私は強いから、三十六歳の私は死ぬのを止められない。約束を果たせるから喜んで死ぬわ。死ぬのを恐いと思ったことはない。これで別れよう。三歳のままになった私とマーは付き合えないでしょ？　マーのためを思って言ってるんだよ。今はできることをやって、どうしようもなくなったら捨てるのは残酷だよ。それだったら今捨てて」

　僕はかぶりを振った。

「どうしてこんな大変なのに付き合うの？」

「大変だけじゃないからだよ。いいことも悪いことも、全部あってしんこだから……」

　心子は僕を見上げ、強い視線で見つめ続けた。とても、きれいに見えた。髪をなでた。

キスをした……。

十二　壊れて、笑って、そして……

大晦日、心子は教会で身ひとつで神様に祈りを奉じ、厳粛な心地で二十一世紀の夜明けを迎えたいと言った。僕とは距離を置きたい、独りに慣れなきゃと自分に言い聞かせていた。正月は僕と会わないと言い、心子からは電話もメールも来なかった。僕は欠かさずにメールを出した。

年が明けて心子に電話をかけ、何回目かに通じた。

「あたしたちのこと、きちんと話し合ったほうがいいのかな？　それともこのままずるずるといって、別れるほうがいいのかな？　分かり合えなくて、メールが来て、電話して、分かり合えなくて……もう恋愛で煩わされたくない。マーとはずっと友達だったから、それに戻りたい。マーのいいとこ知ってっから、嫌いになったりしないよ」

「時間を置こう」

一時的に情緒が偏ってしまう心子に、僕はしばしばこう言った。心子の乱調を治めることができるのは、常にただ時間のみだった。

「……あたしね、好きになっちゃいけない人を好きになったのかもしれない」

「森本先生？」

心子は森本先生に「転移」を起こした。昔日、父親に抱いていた情愛が、がんが転移するように現在の森本先生に対して現れたのである。患者が治療者に恋愛感情を抱く「陽性転移」は、心理療法においては頻繁に見られることだ。ただし心子はそのレベルが尋常ではない。命を共にすると誓った父親への強烈な愛情を、先生に映し出してしまったのだ。転移感情とは過去から現在に至るまで未解決のままの、荒ぶる情動である。それは心子も心得ていた。

「絶対許されないし、叶うはずがない。そのくらいはわきまえてる。でも甘えたいの。抱きしめてほしいの。それでずっと苦しんでた、誰にも言えなくて……マー君には一番言えない」

「転移のことは森本先生に任せればいいよ。きっとうまく導いてくれるから」

「分かった……」

「やっぱり、会おうか？」

「だめ。会ったら……だめ……」

情感を抑えられず、心子はすすり泣いた。

「マー君……」

「大丈夫？」

「ごめんね、泣いて……切るね……」


心子は正月中マンションの部屋にいたが、実家からは電話の一本もかかってこなかったという。

「うちはそういう家庭」

心子は投げやりに言った。

その年最初の受診は独りで行くと心子は言っていたが、前日になって電話があった。やはり付いていてきてほしいと言う。

「ごめんなさい……ごめんなさい……ごめんなさい……」

心子は何回も何回も謝った。

当日、気に病みながら森本先生に会いに行った。診察を終え、車椅子に乗って出てきた心子は沈み込んでいた。

「早く帰ろう……」

心子はせがんだ。当然やむを得ないことだが、恋愛感情を先生に受け入れられなかったのだろう。しかしそれは心子にしてみれば、絶対的な存在である父親から拒絶されたも同然なのだ。

憔悴した心子を連れて何とか帰宅した。心子は部屋の入口でうずくまって動けなくなった。抱きかかえて布団に寝かせると、心子が逆上した。

「もう一人のあたしがいなくなっちゃった……！　苦しいとき、励ましてくれたあたし。もう誰も信じない、愛さない！　体が求めたらセックスすればいい！　誰でもいい、そんなの!!　でも心は渡さない!!　誰も入れない!!」

「しんこ……!?」

「三歳の子供になってそのまま戻りたくない！　マーもお母さんも誰も分からなくなって、壊れてしまいたい!!　苦しいことも何も分からなくなって！　檻の中で鎖につながれて暮らすの、残飯でいいの!!　ゴミを投げられてもいい！　豚の餌でもいいの、分からないから!!　あたしを壊して!!　マーに壊されたい……!!」

胸が張り裂けた……！　ただただ、思い切り抱きしめるしかなかった。

ややあって、心子は落ち着きを取り戻した。心子を抱擁し、愛し合った。

そのあと、心子は言った。

「森本先生とどうにもならないことは分かってる。でも言い方っていうものがあるよ。あの冷たい目、一生忘れない……もうO大へは行かない。モリちゃんのことは忘れる。何もなかったんだ……」

「今までも苦しいとき、忘れるようにしてきたの？」

心子は小刻みに首を振ってうなずいた。小さな胸には重すぎる苦しみに、心子は子供のときから長年向かい合うことができないできた。しかし忘れようとしても忘れられるはずはなく、問題は解決されない。それは無意識の中に堆積《たいせき》して、とうとう雪崩《なだれ》のように崩れだしてきたのだ。

他日森本先生に聞いたが、この日の診察で先生は精神科医としてもっともな対応をしただけだった。心子の要求に応じて手は握ってくれたが、心子の目には無下にも義務的で形だけのものに映った。心子にとっての心的事実は、紛れもなく〝冷たい目〟だったのだろう。

心子はトイレに立とうとしてぶっ倒れた。目を見開いて震え、発作を引き起こした。

「もうあたしを傷つけないで……!!　お父さんよりも信じてたのに！　どうしてあたしを傷つけるの⁉　死にそこなったから⁉」

心子は「ああーーーー!!」とあらん限りの声を張り上げて叫んだ。僕は心子を抱き押さえ、隣室に声が聞こえないよう服で心子の口をふさいだ。心子はあふれんばかりの涙で、何度も何度も絶叫した。

やがて、心子は気を失ったように眠った。

「……あたし、倒れたの……?」

心子が我に返った。今日のことを全部洗い流したいと言い、二人で銭湯へ行った。

「あたし、腰痛で倒れるまでは強かった。独りで突っ走って生きてきたの。頼られても頼らないし、傷つけられても十倍にして傷つけてきた。子供のときから自分のために生きてこなかった。父を慰める役の小さな大人だったの。苦しいときはもう一人の私が励ましてくれた。でも本当の自分が分からない。どれが本当の私?」

「無意識に抑えていた自分が出てきたんだよ。これからは自分を大切にして。表の自分と無意識の自分を統合していくことが、これからの人生の目標だよ」

「死にたいの。苦しいから」

心子はキッチンで包丁を探したが、隠した包丁は見つからなかった。

ところが僕がトイレへ行って戻ってくると、心子は果物ナイフを握って喉元に突き立てていた。

「どこから探してきたんだ！」

ナイフをわしづかみにして取り上げた。

「どうしていつももうちょっとのところで帰ってくるの⁉」

心子を押さえ込んで横にした。

間もなく、心子は静かになった。

「……いつもありがとう。マー君に何度も命を助けられた。清志でもない、お母さんでもない、森本先生でもない、マー君が助けてくれた。本当にありがとう……」

心子は生きたいのだ。助けてほしいのだ。生きていることができるなら、実はどんなにか嬉しいのだ。


二日後、心子からメールが届いていた。

〈マンションの屋上から飛び下りるとき、雪が降ってきたの。雪が心子の心を癒し、私は何とかこの時間だけ呼吸してます〉

心子は雪が好きだった。死へと墜落する心子を、雪が束の間引き止めた。心子は僕と雪見酒が飲みたいと言っていた。

先日の障害厚生年金の申請手続きを、心子は独りでしてきた。連れ添って行く約束はしていなかったが、その日の朝僕は毎度のことながら寝坊して、心子と連絡が取れなかったのだ。翌日会ったとき、心子はおどけて「フンッ」とすねて見せた。僕が寝坊の言い訳をすると心子が声を上げた。

「自分は役に立てなくてごめんて言えばそれですむでしょ!?」

心子は怒って見せたが、ため息をついて苦笑した。

「あ〜あ、これからも同じこと言うんだろうな……」

心子がこういう言い方をしたのは初のことだった。世が世なら、ぶちキレて情け容赦なく血祭りに上げられるところだ。でも心子は、思い通りにならないことに「諦め」を付けたのだ。百パーセント以外は堪忍できない心子が、現実をありのままに受け止めた。僕には嬉しい兆候だった。

僕の部屋に着くと心子は明るく言った。

「ただいまぁ。いろいろぶつぶつ文句言っても、ここが一番落ち着く」

歩いて銭湯へ行った。心子は脱衣場で衝動的に髪を切った。番台ではさみを借り、ばさばさ切ったというのだ。後ろ髪を切ってくれと頼まれたお婆さんは、あたふたと逃げだしたそうだ。その光景が目に見える。部屋に帰ってきて、心子のセーターに付いた髪の毛を、僕は掃除機で丹念に吸い取った。

心子は寝たいと言い、僕は布団を敷いた。けれども心子はなかなか寝つけない。起きてきてビデオを見ると言う。

「考えてみればものすごい迷惑な話だよね。突然やって来て、髪切って、寝たいって言って、寝られないからビデオ見るって言って。ごめんなさい。嫌《いや》なときは嫌《いや》って言って」

心子は神様にお祈りをした。

「私が何を言っても、雅之の答はいつもイエスです。感謝します」

翌朝は、遅めに起床して餃子を焼いて食べた。心子は醤油に酢、僕はラー油だ。お互いに敵の食べ方を「田舎者」とけなしながら笑った。心子といるのはやっぱり楽しい。心子は、今年の目標はパソコンと英語をマスターすることだと言った。

ふと、心子は漏らした。

「何かいいことないかなぁ。どこで間違ったのかなぁ。離婚かな。こんな生活から抜け出したい。夢なんかないよ」

「何とかなると思って、やっていこう」

「二十年、夢を捨てずにやってきた人の言葉は重みがあるね……」

地下鉄の改札で別れる際、心子は給与の残りが振り込まれるまで数百円しかないと言い、僕は心ばかりのお金を手渡した。その日は笑って手を振った。

次の森本先生の診察は受けないほうがいいと僕は思い、心子にもそう言っていた。ところが診察の前日に電話がかかってきた。

「もしもし」

心子の声だ。

「ああ、こんにちは」

僕は応えたが、応答がない。

「どうしたの？　しんこ？　もしもし？」

心子は黙っている。いくら呼びかけても、受話器の向こうでは無言が続いた。一分以上も声をかけ続けただろうか。ようやっと心子の声が聞こえた。

「『ああ』って何？　そんなことしか言えないの？」

「ああ」はいつもの僕の返事だった。

「O大行くかどうか相談しようと思ったけど、もう行かない」

この後、メールを出しても電話をかけても、心子の消息は絶たれた。何が気にさわったのか、何があったのか釈然としなかった。二日経ち、三日経ち。何回電話しても携帯の電源は切れたままだ。四、五日目は僕は所用で終日外出したが、その翌日は心子の部屋へ行ってみようと思った。

五日目の深夜、帰宅すると電話が鳴った。

「もしもし、マー君ですか？」

年配の女性の声である。心子の母だった。

「あ、初めまして、稲本です。いつもお世話になっております。ご挨拶もせず……」

「心子は、今日の午前四時、Wホテルで亡くなりました……」

「…………」

十三　自死

心子は、Wホテルの最上階から飛び下りた。

明くる日、僕は通夜に出席する前にWホテルへ赴いた。心子はホテルの正面玄関の大きなひさしの上に落ちたという。僕はひさしの下に白い花を供えて黙祷《もくとう》した。ホテル側によると、心子は前々日の午後三時ごろチェックインして、不審な様子はなかったそうだ。その次の日の未明、ホテルの向かいの住人がドスンという音を聞いたが、通報されたのは朝になった。救急車が到着したのは落下してから三時間後、ひさしの上の心子をリフト付きの特殊車両で収容した。病院へ運ばれて蘇生術が施されたが、一時間後に死亡が確認された。全身打撲で、後頭部挫傷が致命傷だった。せめて、苦しまずに即死であってほしかったと祈願した。

彼女が泊まった十三階の部屋の前まで案内してもらった。ホテルで最高級のペントハウスだった。ドアを前にし、ここで今際《いまわ》の夜を迎えたのかと思うと、たまらず涙がこみ上げた。精一杯に名残の贅沢をし、今生《こんじょう》の別れ際に心子の中には何が去来していたのだろうか？　一晩中、生と死の狭間を漂って、ついに夜明けに宙に舞ったのか？　胸の痛みのやり場がなかった。

僕は所轄の警察署へも行った。担当の刑事が親切に成り行きを聞かせてくれたが、事件ではなく自殺に相違ないという結論だった。

自ら命を絶ったという事情のため、心子の母親は近所の人にも知らせず、葬儀は親族だけの寂しいものになった。心子は子供のときから率直にものを言いすぎるため、親戚から敬遠されていると言っていた。葬儀会場に着くと、奥の控室から叫び声が聞こえてきた。清志だった。心子の非業《ひごう》の死を嘆き、自分が守ってやれなかったことを悔いているのだった。清志の頭はボサボサで無精ひげを生やし、丸まった背中をよれたスーツで包んでいた。イメージとはかなり隔たりがあった。父親に付き添われた清志は、僕のことを知らないふうだった。清志を刺激しないように、挨拶以上の声はかけなかった。会場には、沢ちゃんと教会の牧師先生夫妻も来た。もう一人、心子の話題によく上った同級生のチアキも、身を忍ばせて来ていたことをあとで聞いた。

心子は連絡をしてほしい人のわずかなリストと、ほんの数人に短い手紙を残していた。

僕宛の手紙の封筒の表書きは、「〈友人〉稲本雅之様」とされていた。

稲本様

お世話になりました。ありがとうございます。さようなら

2001. 1. 16　心子

レポート用紙に、ただそれだけがしたためてあった。終焉のとき、心子は白い紙を前にして、それ以上のことを思う余力もなかったのだろうか。たったこれだけの、一語一語の言葉、ひとつひとつの文字、心子はどのような想いでペンを動かしたのだろう？　心子の筆跡をたどると、悲痛が胸に迫った。しかし、心子の心の深淵を計り知ることはできない。

封筒の中には僕の部屋の鍵が同封されていた。それに、心子と再会して徹夜でワープロの作業をしたとき、僕が激励のコメントを書いたガムの包み紙が、ひっそりと添えられていた。こんなものを後生大事に、ずうっと持ち続けていたとは……。

清志には、心の病に気を配った少し長めの手紙と、猿のもんちが託された。（ボーダーの人は、不安な感情などを委ねる対象として、ぬいぐるみなどを持っていることが珍しくないというのを最近知った。）

母親への手紙は、たった一言だけだった。

何も言うことはありません

それは心子の〝そのときの気持ち〟だったかもしれないが、〝最後の気持ち〟ではないということを、僕は母親に伝えた。

心子は教会で葬儀をしてほしいと遺書に記していたが、家族の意向で仏式になった。僕は心子の望みに従って、焼香はせずキリスト教の形式で合掌した。心子がプレゼントしてくれたスカーフを握って。教会で葬礼の式を行なうことを牧師先生にお願いし、それは後日実現した。

棺の中の心子は、不幸中の幸いで顔には目立った傷はなかった。頭の後ろの髪の毛が、血で赤く固まっているのが覗き見えた。まぶたが少し腫れ上がり、胎児のようにも見えた。これでやっと、お母さんの胎内に永遠に回帰することができたというのだろうか……?

翌日の告別式。出棺の際、僕は清志と共に心子に指で口づけをした。自分の髪を切って棺に納め、心子の髪の毛をハンカチに包んだ。

心子は荼毘《だび》に付された。母親は号泣した。そして僕は、心子に地上での別れを告げた……。

葬儀の二日後、東京に雪が積もった。心子の好きな雪が。心子に見せてあげたかった。窓から心子の写真と並んで雪景色を眺めたあと、写真を抱いて雪の中を歩いた。心子の上にも白雪は降り注いだ。

「しんこ……見えるか？　真っ白い雪だよ。きれいだね……」

この雪がもう少し早く降っていたら、彼女を思い止まらせることができただろうか……？

その晩、僕は心子と雪見酒を飲んだ。心子が一緒に飲みたいと言っていた。涙酒だった。しんしんと、雪は降り続けた。永久《とわ》の旅路についた心子を弔うかのように……。

心子が召されたのちも、数回O大病院へ行った。最初に森本先生に挨拶に行った日は、O大に入るまでいたって明るい晴天だった。ところが診察室で先生と心子を偲《しの》んで出てくると、窓から見た空は一変して真っ黒になり、一面重い雲に覆われていた。そして外へ出て、ぱらつく雨の中をしばらく歩くと、今度は天気雨になってきた。あたかも、心子が空から僕を見ながら、泣いたり笑ったりしているかのようだった。

心子は僕への最後の電話から四日目の昼、バイトを辞めたいと支店長に電話していた。死にたいとも漏らした。

「お父さんと呼んでいいですか……？」

そう心子は哀願したという。どんなにか切ない心情の現れだったことだろう。支店長は一時間以上にわたって心子を叱咤激励した。うつ状態の人への励ましの言葉は致命傷にもなる禁句だが、支店長は善意でやったと思っている。

＊

その電話の直後に、心子はホテルを二泊予約した。低所恐怖症なので一番高い部屋を、ヘビースモーカーなので窓が開く部屋を、と指定した。末期《まつご》の晩は、レストランでフランス料理のフルコースを注文し、夜にはルームサービスでジンのカクテルを頼んだ。テーブルに並べられた豪華な料理を、心子は果たしてどんな境地で見届け、惜別の夕げを味わったのだろうか？　フルコースを食べられたとは思わないが、明らかに覚悟のうえの計画的な行動だ。今までの自殺行動はどれも発作的だった。それは生きたいというメッセージだと思っていたのに、なぜこのときだけ……？　障害厚生年金も支給されることになって、暮らし向きは楽になるはずの矢先でもあった。心子の投身の直接の理由、それは今もうかがい知れない。

それにしても二泊の予約というのは、一晩で踏み切れない場合を思い設けての手はずだったのだろうか？　そうだとしたら、二晩で死に切れなかった可能性もあったのでは……？

僕は、心子の本当の死は思いもよらなかったというのと、そういう予想もどこかにあったというのと、ありていには半々だという矛盾した心持ちが、正直なところだった。森本先生は、本当に死ぬときには誰の目にも触れずにするのだと言った。子供の人格の死への強力な衝動に、大人としての思考力や行動力が加わって、防止するのが困難になったのだという。（ボーダーの人が繰り返す自殺行動は「そぶり」であることが大半だが、故意と不運を含め、実際に死に至ってしまうケースが一割ほどあるということを、没後に本で読んだ。）

心子の最終の電話から四日目、僕はずっと出かけていたが、心子は支店長への電話のあと、僕の所へ連絡しただろうか？　もし僕がそれを受けていたら、心子を引き止めることができただろうか？　それとも森本先生の言うように、真に幕を引くときは誰にも黙って行ったのだろうか……？

心子が解離を起こし、子供の人格が現れるようになってから、症状が悪化したのではないかと、僕は当初より心配していた。けれど森本先生は、心子が初めて人に甘え、父親と死ぬというドロドロした部分まで、安心して見せられるようになったため（むろん無意識に）、長い間抑圧していた子供の人格が出てきたのだと解説した。そして、意識下に隠していた真実を出すようになって初めて、解離した自分を「統合」する作業が始まるのだという。それが回復への道筋だ。

しかしその統合の過程が、本人にとっては最も苦しい道のりになる。自身の古傷や欠陥などを掘り下げていくことが求められ、それは針のむしろのようなものだろう。快方に向かい始める途中で抑うつ状態に陥ったり、一時的に解離などが生じることがあり、最悪の場合は自殺に向かってしまうときもあるということだ。けだし、心子はそのプロセスを歩み出していたところだったのか？　まさしく心子は、生死の境界をさまよい歩いていたのだ。

＊

のちのち気が付いたのだが、心子は僕に対して次第に、恋人として付き合うのは無理でも、いいところは理解するとも口にしていた。全か無かのはっきりした分裂ではなくなってきていた。心子との関わりの熾烈《しれつ》な渦中にあったときには、こんなことさえなかなか冷静に見えなかったのだと、改めて思わされた。彼女は僕のいい面と悪い面を区別して見ることが、ほんの少しずつできるようになっていたと言えるのだろう。あるいは治癒への見込みがあったのかと考えると、全くもって痛恨の極みだった。だがいずれにしても、それは限りない至難の道ではあっただろう。

（パーソナリティ障害は性格の極度な偏りだが、性格は年を取れば丸くなるというように、ボーダーの人も年齢を重ねるにつれて徐々に落ち着いていくと言われる。時間がかかっても、自分の感情に戸惑いながらも、四十歳くらいを過ぎれば、自然治癒を含めてゆっくり安定していくことが多いという。ただ心子は四十を前にして、かなり重症だったと言えるのではないだろうか。）

＊　　＊　　＊

僕はWホテルに何度か足を運んだ。地上から見上げると、ビルの十三階は途方もなく高かった。あんな所から飛び下りたとは……。落下する放物線が目に浮かび、胸が締めつけられた。ホテルの最上階には、線路の枕木を並べたような形状のひさしが付いていた。隙間の空いたひさしと言ったらいいだろうか。下から見たときは建物のデザインだと思っていた。

それから、心子が終《つい》の晩餐《ばんさん》を取った十二階のレストランへ向かった。レストランに続く廊下は、心子が泊まったペントハウスのちょうど真下にある。廊下の窓から上を見上げると、先程の枕木状のひさしがあった。ひさしは最上階の十三階に付いていたのではなく、十三階と十二階の間に付いていたのだ。ペントハウスの窓の外にはベランダがあって、その分だけ窓が奥まっているため、下から見ると十三階は死角になって目に入らず、十二階が最上階に見えてしまったわけだ。ひさしは十三階のベランダの外（十二階の窓の上）に付いていることになる。枕木状のブロックは、幅が約十センチ、長さ約二メートル、高さ二十センチほどで、二十センチ足らずの間隔で並んでいる。

それを目の当たりにしたとき、僕はぞっとした。十三階のベランダから下へ飛び下りるには、空中に二メートルも突き出した、このひさしの先端まで行かなければならなかったのだ。ひさしの上に乗れば、ブロックとブロックの隙間の下には何もない。十三階下に吸い込まれるような地面があるだけだ。ホテルの周辺は、終夜ライトやオフィスビルの照明が点いているので、未明でも眼下が暗くて見えないということはない。二十センチ弱の隙間を足の下にすると、目がくらんで立って歩くことはできないだろう。恐らく心子は這っていったのではないか？　心子は黎明《れいめい》の薄暗がりの中で、足元に奈落の底を覗き見ながら、中空を二メートルも這ってせり出していき、そして……。心子は、そんな恐ろしいことをしてまで……！　そこまでしても、心子は辛酸から逃れたかったのか。そんなにまで心子の苦しみは、巨大な暗黒だったのか……。あまりの痛ましさに、はらわたが引きちぎられる思いだった。

ひさしは建物のデザインなのではなく、恐怖で心理的に自殺を断念させるためのものではないかとも思われた。

僕もかつて大いなる挫折をし、泥沼の底をのたうち回る懊悩《おうのう》にさいなまれていた時期がある。もともと僕は理想が高く、生きる観念しかない人間だった。殺されても死なない、逆にそこから何かつかみ取って生きてやると、昔は思っていた。だが奥底のない生き地獄の中で、胸が押しつぶされて呼吸もできない煩悶に七転八倒した。道の両脇の建物が赤錆びた廃墟と化して、僕にのしかかってきた。いても立ってもいられない妄執だった。一刻も早くこの惨状から逃れたい、この場から消えてなくなりたいという、どうしようもない衝動に駆られた。がん末期の苦痛のために死にたいと思うのと同様だ。（なお実際のがんの疼痛は、緩和療法でほぼ取り除ける。）

精神的な苦しみは肉体的苦痛となって現れる。そこから逃げ出したいという欲求は僕には納得できる。あと一歩のところで、僕も向こう側の世界へ行っていたかもしれない。死生観は人によって異なるもので、自殺を認めない人もいるが、僕は彼女の死を責めたり卑しめたりしてほしくない。

心子もカウンセラーとして、自分のクライアントが死にたいと申し出たとき、それを打ち消しはしなかったという。

「本当に死にたいときは、死ぬなとは言いません。ただ、今日一日だけ生きてみて。もし明日死ななかったら、もう一日生きてみよう。そうしたらまた生きられるかもしれない」

クライアントは自分の胸中を分かってもらえたと感じると、かえって一命をつなぎ止めるという。「生きていればいいことがある」「周りの人が悲しむ」などという常套句に意味はなく、死に直面している人を苛立たせるばかりだ。カウンセラーは本当の苦しみや悲しみを知っていなければできないと、心子は言っていた。常日頃、周囲に気を遣って生きているのだから、せめて死ぬときだけはエゴイストでもいいのではないか、とも言っていた。

僕は、苦しければ死んでもいいとは言わない。前述したように、人は試練の中からこそ結実したものを体得していくことができる。安易な自殺に傾くのは論外だし、生きることの真価を知ってほしい。しかしながら、死を選択せざるを得ないほどの苦しみというものも、やんぬるかな存在すると思う。

アメリカの生命倫理学で扱われた一件のエピソードがある。ある男性が爆発事故で全身に快復不能の大火傷を負った。目はつぶれ、手足の骨が露出するほどの重症だった。病院では全身のガーゼを交換する際、体を水槽の中につるすという荒療治が施された。連日に及ぶ想像を絶した激痛はまさに拷問だ。彼は「治療をやめてくれ！　殺してくれ！」と叫び続けた。しかし病院側は男性の声を聞き入れなかった。そして長きにわたる地獄のような治療の末、男性は持ちなおした。形成手術を受け、障害を残しながらも、彼はその後結婚して子供ももうけ、今は満ち足りて暮らしている。だが彼は、激烈な治療の先に例え幸せがあるとしても、もう一度同じ事態になったら、自分は断固として死を選ぶと言っている。死よりも苦しい生の痛苦があるということだ。（この逸話は、命にまつわる自己決定という命題も提起している。）

肉体的苦痛に関しては、末期がんの苦痛によって人間性まで壊されてしまわないように、行きすぎた延命治療を拒否することは尊厳死とされ、支持されている。積極的安楽死も、厳格な条件のもとに承認する判例が定まっている。精神的苦痛に対しても、それに準ずることが考えられないだろうか？　精神的な苦しみは肉体的なそれに及ばないとは、決して言えない。

まして心子は、苦渋に過敏で耐性が極めて弱いという障害だった。境界性パーソナリティ障害は、頻回の自殺行動が診断基準に含まれている、唯一の精神疾患だ。阿鼻叫喚《あびきょうかん》の責め苦にあえいでいる人格のときの彼女が、光も一切見えない暗闇の中で、万事に終止符を打ちたいと望んだとしても、それを否定することは僕にはできない。病苦を和らげる治療が直ちには期待できなかった極限状況で、絶望から脱するため止むに止まれぬ手段を選び取ってしまったとしても、それをとがめるのは甚だ酷ではないだろうか。人間だけが、希望なくしては生きていけないのである。（ただし、パーソナリティ障害の治療は少しずつ進んでおり、相性の合う医療者に出会えれば、ボーダーは今や決して治らないものではない。）

まだ失われていない命に対しては、いかなる窮境にあってもぎりぎりの土壇場まで、生への手がかりを追求するべきだ。だが、すでに失われてしまった命に対しては、苦しみを踏みしめてきた人の歩みを重んじ、疲れ果てた魂の安寧《あんねい》を祈りたいと真摯に思う。逝った人も残された人も不幸な終幕にさせないためには、新たな死生観を見いだしていく他ないのではないだろうか。自殺者の遺族が多く抱くという、いわれのない罪責感も解きほぐれていってほしい。

僕は果たして、自殺を美化してはいないだろうかと自問する。僕は現実に自殺を試みるまでに至ったことはなく、終極の一歩を踏み出した心子の断末魔を実感することはできない。しかるに、心子の最期を、単に悲運なでき事としてすませることのできないものが、どうしようもなく僕の中にはある。心子はこれでやっと、切羽詰まった苦しみから解き放たれたのだと思わざるを得ない、そう信じるしかないというものが、否応なしにあるのである。

＊

心子のお墓へ行くごと、僕はささやかな花を供えて心子に語りかけた。月命日に心子に会いに行く習慣は、今も続いている。沢ちゃんと連れ立って行くこともあった。心子の夭《よう》逝《せい》は、沢ちゃんにすれば青天のへきれきだっただろう。彼はしまいの三ヶ月ほど、心子と便りを交わす機会もなかった。彼女に何もすることができなかったため、ひとかたならない悔いを残すことになった。死去の事実を容易に認めることができず、あの巨体が半年で三十キロ以上もやせてしまった。

それに比べてみれば、僕の中では、心子に自分のできうる限りのことをしたのだという思いが、かろうじて心子の死出の旅を、悲しさだけに終わらせないことができたのかもしれない。そして、包み隠さずに告白するならば、心の片隅に〝解放された〟という如何ともしがたい気持ちがあったということも、否むことはできない。それほど峻烈な重圧が、心子との付き合いにはあった。だがしかし、それに勝るとも劣らない無類の魅力が、心子にはあったのである。

十四　心の真実

　心子が永眠した直後から、不思議なことが表面化しはじめていた。心子から聞いていた話と、周囲の人から聞く内容が基本的に食い違うのだ。僕は心子と家族は疎遠で反目していると思っていたので、それまで挨拶もしそびれていたのだが、心子と母親や兄との関係は実はそれ相応に良かったようだ。

　正月に家から電話もかかってこないと心子は言っていたが、母親から聞いたところでは、年末には実家に帰る約束をしていたのだという。ところが年を越しても心子が来ないので、母親は何度か心子に電話をかけたが通じなかった。あるいは心子と母親との間に、何か心子を怒らせたり傷つけたりすることがあったのかもしれない。なかったかもしれない。結局、家族はそれきり心子の安否も不詳のまま、警察から彼女の訃報を受け取ることになってしまった。

心子と母親は結構旅行にも行っていた。母親は心子のマンションへ頻繁に家賃や食料を届けており、心子のベッドに母娘で寝たりした。兄と心子も普段よくしゃべって、価値観が合わないため喧嘩になったりはするものの、誕生日にはプレゼントをあげたりしていたらしい。心子の捻挫が治って退院する日に兄が来なかったのは、自転車で転倒して怪我をしたからだった。

清志も、心子から聞いていた話のイメージとはかけ離れていた。葬儀の日は傷心していたのだとしても、沢ちゃんは以前清志に会ったことがあり、およそ心子の話とはほど遠いと言っていた。清志は人の痛みを感じ取る才能があるというはずだったが、沢ちゃんの前で心子に、

「あたしの気持ち、全然分かってない!」

と怒鳴られていたそうだ。

心子は僕の愛情を欲するあまり、不遇な身上を述べたり、恋がたきを賛美してたきつけていたのだろうかと僕は思った。しかし森本先生は、嘘をついて人の愛情を操作しようとする人は、自分から死ぬことはないと言った。それは説得力のある説明ではあった。心子は理想の家族への欲求が格段に高いため、実像の家族とのギャップに失望し、彼女の中では愛がこれっぽっちもない家族という事実になってしまうということだった。清志のこと

も、それが心子の中での理想的な清志の姿なのだという。けれども僕は、それだけではまだ合点がいかないでいた。

さらに何人かの話を聞き、心子の言うことはますます不可解になってきた。心子のバイト先の支店長は、このときまで僕の存在を知らなかった。心子に目をかけていたのは確かだが、僕のことで相談などするはずもなく、忙しくて三時間も相手をしたことはなかったという。

父親には発作の恐れがある心臓の遺伝病はなかった。（他界したのは狭心症だと母親は言っていたが、急逝ということならば心筋梗塞だったかもしれない。）病気がちで寝ていることがそうそうあるわけでもなかった。

父親の仕事も違っていた。心子は、父親は俳優だったと言ったこともあるが、貿易商をしていたと言っていた。（しかもそれは表向きの仕事で、裏では中東の地下組織とつながっていたなどと話したこともあり、僕は狐につままれたような気がしていた。）しかし母親によると、職人気質《かたぎ》だったという父親は、役者をやめて自宅で工場を経営し、各種の箱などを作っていた。数人の職人を雇っていたが、秘書などはいなかった。その後仕事を変え、好きな麻雀荘を開いたという。

心子は父親から教わったという馬にまたがって、崖を駆けおりるのが気持ち良かったと言っていたが、父親はお遊びで心子を馬に乗せただけで、心子は落馬して怪我をしたそうだ。社交ダンスは真似事で戯れていたということらしい。英語を教えたというのも、犬はドッグ、馬はホースという程度のことのようだ。

心子が出産時の足の障害のために寝かされたままだったというのは、本当だと聞かされた。心子が物心付いてから、いつもぽつんと天井の染みを見ていたと心子から恨み言を言われるのが、母親はほとほとつらかったという。心子が立てるようになって、母親は今までの分を取り返すように、できる限り心子の面倒を見た。子供の時分は肥満だったという心子に高価なやせ薬を買い与えたり、成人式には百万円の着物を交換条件付きで購入したり、お金もかけたということだ。

(成人式にその着物を着て写真を撮るために、心子は火急なダイエットをした。減量には成功したものの、それがきっかけで摂食障害が起きたとも聞いた。葬儀のときの遺影はその成人式の写真だったが、往時から心子の容貌は変わっておらず、むしろ成人式の写真のほうが大人びている。)

心子は子供のころから気ままに振る舞っていたともいい、母親は過保護ではなかったかという意見もあった。思うに、母親の心子への愛着は大層色濃い。兄は妹思いで、自分の食べ物も心子にあげるような子だった。そのため母親は食事のとき、兄に食べるようにとおかずを分け与えたが、それが多感な心子の目には、兄をひいきしているように映ったのかもしれない。

兄の内妻は食事も用意してくれないと心子は言っていたが、僕の部屋に残された心子の荷物の中からは、内妻が心子を気遣って書いた、食べ物の置き場所のメモが出てきた。

〝物的証拠〟だ。

前夫が借金をしょったのは、事業の失敗ではなくてギャンブルだった。首をくくって自殺を図ったのではなく、泥酔して水たまりに自ら顔を突っ込んだのだという。それを通行人が警察に通報したそうだ。

心子は母親にも友達のことをちょくちょく話の種にしたようだが、母親はミイちゃんを知らなかった。ミイちゃんは現にいたのだろうか？　ただ心子は、僕のバイト先だった居酒屋に、ミイちゃんと一緒に遊びに行きたいと言ったことがある。そのときは僕の都合で見送ったのだが、もし来てもらっていればミイちゃんに会えたかもしれない。心子の話に出てきた面々の中で、存否が不確かなのはミイちゃんだけだが、つくづく会ってみたい人物だ。

もっとも、一般的にも言えることだが、母親や兄から聞いた中身が丸々正しいという保証もない。兄が言っていたと沢ちゃんから聞いた話が、僕の直接知る事実と著しく反することもあったし、母親と兄の言うことがちぐはぐなこともあった。母親は父親が社交ダンスを人に教えていて乗馬もしていたと話したが、兄は父親がダンスや乗馬はしていなかったと言っていた。

なお、心子がラーメン小池さんに言われて書いた書類のいじめの内容は、沢ちゃんに見せたところ、ほとんどその通りということだった。

それから、心子がWホテルの二十五万円の宿泊費を、前払いできたことにも首をひねっていたのだが、何と心子は約五百万の預金を残していた。それを教会に寄付する旨の遺言もあり、牧師先生は困惑していた。しかし、そんなにゆとりがあったのだとしたら、一体なぜ心子は傷みきった心身を引きずって、わざわざ苦労の絶えないバイトに行っていたのだろうか？　心子の最後の給与明細を見る機会があったが、心子は一日数時間ずつ働き、どうにか月十万ほどの収入を得ていた。それは家賃で大方なくなってしまう金額だ。夢もなく、生活費のためだけに働くことのやり切れなさ、それさえままならない悩ましさが、心子から希望を奪う大きな理由の一端だと思っていたのに……。

＊

森本先生にも心子の生前はそうしたことが読めなかった。しかし、心子は広い意味での多重人格（解離性同一性障害）だったのだと森本先生は解釈した。解離性同一性障害はそれぞれの人格が明確に独立しているが、心子の場合は他の人格と意識がどこかでつながっており、各人格同士の体験や記憶は共有されている。そのため外観からは、心子の人格が交替しているとは識別できない。心子は、いわゆる多重人格の人と普通の人の中間なのだという。

心子は客観的事実を認識しつつ、自分の中に無意識にできてしまった心的事実に支配されていた。だが解離症状のためにあらゆることの関連性が解体し、客観的事実と主観的事実との食い違いを自覚していない。例えば、日常はお金がなく身を粉にして働かなければならないという主観的事実に占められていて、貯えがあるという事実は意識になかった。後者が意識に上ってきたときも、両者の関連性が解体しているため齟齬《そご》を感じないのだという。解離現象そのものだ。愛情のある家族とない家族も、心子の内で併存していたのだろう。

心子は沢ちゃんに、僕といざこざがあったあとは、必ず僕が心子に電話をかけなおしてくれると話していたそうだ。でもトラブったときは、いかなることを言っても裏目に取られるだけなので、僕は電話をしなおしたことはない。心子の胸裏には、理想化された僕のたたずまいがあったのだと思う。それに劣らず、心子は僕の前では、主観的事実による非凡な清志のことを披露していたのだろう。僕に対して理想像と俗悪な像の両方があったように、清志にもふたつの顔つきがあったはずだ。

心子の内部に客観的事実とは異なる心的事実が作られたのは、無意識のメカニズムであり意図的な偽りではない。心子が子供の人格になって僕に打ち明けた父親のことが、意識的についた嘘であるはずがない。夢に出る前夫の首つりのシーンも狂言ではない。その情景は心子の脳裏にはっきり刻み付けられていたのだ。単に夢を見ただけという可能性もあり得るが、どちらにしても作為ではない。

心子は子供のとき、父親と死ぬという約束を家族に明かしたことがあるらしい。父親は心子に「お父さんが死んだらどうする？」などと軽口を言ったことはあるようで、家族は取り合わなかった。けれど心子は真剣だったのだろう。心子の中には、父との死の約束が歴然とでき上がっていたのだ。

ただし、自分の矛盾を人に悟られたり追及されるのは、本人には忍びがたいことで、必死になってそれを言い繕ったり隠したりするという。心子が清志との関わりを僕に吐露したとき、ストーリーの辻つまが合わないので僕が質問していくと、差し当たりあれこれ弁明していた心子はやぶから棒に、

「あたしの言うことが信用できないの⁉」

とキレたことがある。また、区役所へ生活保護の相談に行くとき、何やかやと理由をつけて渋ったり、そのあと障害厚生年金の手続きを独りでしに行ったのは、預金があることを知られたくなかったからなのかとも推測できる。そして今になって鑑《かんが》みると、心子がマンションの部屋についぞ僕を入れようとしなかったのは、僕に内幕を見られるのを避けるためだったのかもしれない。

心子の言動には、意識した作り話や演技ではなかったのだろうかと思われることが若干あるが、実のところは定かでない。パーソナリティ障害は複数の障害にまたがっていることも通例あるので、人の関心を引くために虚偽を行なう自己愛性パーソナリティ障害や演技性パーソナリティ障害などの要素を、心子が合わせ持っていたとしてもおかしくはない。だが仮にそうだとしても、人の愛情をかきたてる目的で、自身の生存を抹消することはしないはずだろう。大概は無意識の働きだったろうし、意識と無意識の中間的なものもあったかもしれない。

まるで迷宮のような、内的世界の不可思議さを見せつけられる気がする。だがこれらはすなわち、健全な心神の発達を阻害されたために他ならないのだ。

＊

今や、心子が語っていたありとあらゆる事柄が、実在したでき事なのかどうか判然としなくなった。心子の悲惨な過去の何割かは、客観的事実ではなかったかもしれない。父親からの死の強要や、近親相姦もなかったのではないかと森本先生は言った。それは救いだったと言えるかもしれない。あるいは逆に、これまでのことは何だったのかと思う向きもあるかもしれない。だが心子にあっては、一部始終が厳然とした実体だった。心子は脇目も振らずそれに従って生きただけなのだ。愛情への飢餓の極みで、心子の中に客観的事実とは別の心的事実は作り出された。かような解離が起こるのは、元より手負いの精神が病根であることに変わりはないのである。恐らく心子の心の障害は、先天性のファクターに加え、生後不幸にして親とのスキンシップがなかった特異な環境が根っことなり、幼いときの愛情の過不足に負うものがあったと言えるのではないだろうか。

心子が亡くなったあと、彼女の母親と行き違いがあり、疎通を断たれてしまった期間があった。月日が流れて誤解は解けたが、長らく僕は母親から心子の話などを聞くことができないでいた。また心子のマンションの荷物は、母親が体を悪くしていたので業者に依頼し処分してしまった。そのため心子の手帳も友達の連絡先も消失し、心子のありし日を探る方策はなくなった。

（ちなみに、心子の部屋にあったいくつかの形見の品は、のちに母親が送ってきてくれた。完成間際だった手編みのセーターは、刺繍《ししゅう》の教師である僕の叔母が苦心して仕上げてくれ、僕の体と心を暖めてくれている。）

心子の母親と接触を図れなかった間に、僕の心境に変化が起きていた。僕にとっては、心子を巡る客観的事実がどうだったのかということは、さほど重要ではなくなっていった。現実がどうであれ、心子の心的事実は正真正銘、彼女の中に「実体験」として存在していた。その体験こそが心子を突き動かしていたのだ。我々が自分の一連の記憶に則って生きているように、心子においても心の中の真実こそが大切な拠り所となっている。客観的事実は心子を理解するうえで、必ずしも直接的なものではない。心子の半生を想うときに、〝事実探し〟は二の次のことだ。分からないことは分からなくてもいい――そう僕は思うようになっていった。

真相は、もはやどこまでいっても迷路の中かもしれない。しかし、僕の目の前で生きた心子は、間違いなくピュアであり、一途であり、明るく楽しかった。それだけが疑うことのできない真実なのだ。心子が僕に物語っていたことが、客観的事実の通りではなかったとしても、僕にとっての心子は以前と変わることはない。心子の内界の心的事実は、僕と心子との間でもまた、確かな事実なのである。

十五　エピローグ

我々は誰しも皆、愛し、求め、苦しみ、人を傷つけながら生きていく。心子はこの上もなくラジカルな姿で、その舞台を踏んでいった。心子の生きざまは万人のものだ。心子の問題は我々自身のものだ。心子は我々を代表してその重みを担っていったのだろうか？それらを抱えて、心子は力の限り生き抜いたのだ。

人は世に生きて、様々な実績や家族などを残していく。それは次の世代へと受け継がれていく。それが人の生きた足跡であり、この世に蒔いていく種だ。だが人生の値打ちはそれだけだろうか？　心子は何を残したのだろう？　優れた能力も兼ね備えながら、なるほど形あるものは残せなかったかもしれない。しかし心子は、他の何物にも変えられない想い出を残していってくれた。

心子と僕、二人の恋人としての交流は、わずか一年半ほどの年月だった。しかしその間に、決して人には得られないような劇的な経験を、心子は僕に贈ってくれた。僕が忘れかけていた清廉で無心なものも思い出させてくれた。業績やＤＮＡは残らなくても、心子の魂は果てなく生き続けていく。人の心に残る生き方こそが、何よりもかけがえのないものである。

人の人生はドラマである。いかに笑い、いかに怒り、いかに泣き、苦しんだか、それがその人の終生の意義である。長さは一義的なことではない。どんなドラマを演じ、残していったかが、人の生きた証だ。人間の愛情、純粋さ、怒り、悲しみ、喜び――それらを心子は最も先鋭的に体現し、走り抜いていった。心子は紛うことなく濃密な、奥深い生をあやなしていったのだ。

心子は、あまたの謎と課題を置き土産にして逝った。人間の真実とは何か？　幸せとは何か？　生きる意味とは何なのか？　心子の生涯はそれらを僕に問いかける。心子は光と影の双方を強烈に焼き付けていった。正のエネルギーが段違いな分だけ、負のエネルギーも圧倒的だった。しかし人は、いかような負の体験からも正の意味を学び取ることができる。マイナスをプラスに転換していくことができるのが人間である。負の絶対値が大きいほど、正に転じたときの価値もまた大きいのだ。

＊

心子が帰らぬ旅に出る半年前に、こんなメールを受信していたのを思い出した。心子が僕にきついことを言ったあと、それを泣いて後悔し、謝ってくれて仲直りしたときのものだ。

〈私のこと許してくれてありがとう。またすぐ逢えるといいなぁー。お互い一番大切な存在になりたいね〉

〈あなたと一緒にいて時々想います。このまま、このまま私の心臓が止まって、雅之の心の中で永遠に生きたいと〉

〈私はなぜ神に創造されたのか、わからないまま生きて、もしかしたら死によってその本当の意味を知り、救われるのかも〉

何と暗示的な言葉だろう。心子の気持ちは常々移ろっているとはいっても、胸にこんな想いがあったのか。心子は今、自分の生の意味を知っただろうか？　命と引き換えにしなければ、それを知ることができなかったのだろうか？　そして、神のもとで救われているだろうか？　僕は信じている。必ずや、神の御胸に抱かれていると。

自分が死んでも皆すぐ忘れると言っていた心子。生きてる意味なんかないと言っていた心子。

「あたしの存在なんて、そこにあるゴミよりもっとちっちゃい、こーんなちっちゃいもんだよ」

けれど心子は僕の中でこんなにも大きく、そして、永遠に生きている。心の中の真実こそ、人にとって無上に貴重なものである。心子の愛嬌のある笑顔、辛辣な怒り、悲しく切ない涙が、昨日のことのように目の前に浮かんでくる。今となっては心子とのあらゆるでき事を、懐かしくもいとおしいメモリーとして振り返ることができる。つらい体験を苦しくなく想い出せるようになれば、人は苦しみを乗り越えたと言われる。心子とのどれほど過酷だった経験も、今は豊かな追憶である。


きっと今ごろ心子は天国で、平安な生活に一息ついていることだろう。静かに、静かに暮らしたいと言っていた心子。苦しみばかり多かった現世から少し抜け出して、悲しみも痛みもない世界で、とこしえに魂を休めているだろう。お父さんとも再会し、今は愛情に満たされているに違いない。

僕の父も心子と同じ年、ホスピスで安らかに息を引き取った。心子は僕の父と母にも会ってくれているはずだ。僕の実家では一緒に暮らせなかったけれど、そちらでうんと甘えて、肩でももんであげておくれ。そちらばかりがにぎやかになって、こちらは寂しいけれど……。僕のことを、いつでも見守ってくれていると信じてるよ、しんこ……。

（終）

あとがき

二〇〇一年一月十七日、心子は逝った。（奇しくも、ダイアナ元妃、マリリン・モンローと同じく、心子は享年三十六歳だった。）

　当時はまだ僕は、心子を充分に把握して包み込むことができていなかった。嵐の只中にいるときは暴風雨をしのぐのに目一杯で、嵐の成り立ちや治め方を学んだり、落ち着いて考え合わせる余裕がなかった。ボーダーの知識についても、彼女が世を去ってから学習したことが多い。現在書店には、かねての十倍以上のボーダーの本が並んでいる。インターネットのサイトや、ボーダーの方自身が綴るページも数えきれない。僕には遅すぎる情報だった。もっと早く入手できていれば、心子にまた別の接し方を試みることもできたのだろう。何が最善のやり方だったかは今も分からないが、新たな可能性もあったかと思うと、誠に無念でならない。心子もネット上で、同じ立場の人たちとコミュニケーションができたかもしれない。隔世の感もあるが、同時に、ボーダーへの無知や誤解は今もっておびただしい。

　そういう意味でも、ボーダーに関する知見やネットワークがもっと広まることを、心から望むばかりだ。ボーダーの人と連れ行く人たちや、これから出会う人たちが、ボーダーに心を用いることによって、無益ないさかいができるだけ減っていくことを切望している。今後も増えるであろうボーダーの人が身近にいたら、本人の責任ではない生まれ育ちによって心に傷を負っているのだということに、どうか思案を巡らせていただきたいと思う。周りの人からは、単に自分勝手だとかキレやすいと見られて迷惑がられるが、本人の中の苦悩は筆舌に尽くしがたいのである。彼らの苦悶や悲哀に思いを馳せてみたい。ただし「ボーダー」というレッテルを貼って特別扱いするのではなく、人として対等なポジションであるのは言うに及ばない。

ボーダーはその本人だけでなく、周りの人も傷つき苦しんでしまうのが、何より厄介な点である。ボーダーの人に対する〝被害者意識〟も拭いされないし、ネット上では口さがない中傷が目に余ることもある。その人たちが受けた傷は事実だろう。けれども、やみくもに嫌ったり振り回されたりするのではなく、ボーダーの内実を了解することで多少とも楽になれれば、それだけでも甲斐があると思うものだ。ボーダーの人との付き合い方についても、研究者の間で考察がなされている。自分を大切にしつつ、相互に成長できるような交流ができていくことを期待したい。

ボーダーの人が親からふさわしい愛を手に入れられなかったのだとしても、その親自身もまた、適切な境遇で育ってくることができなかったのかもしれない。その悲劇の連鎖のシナリオを書き換え、ボーダーの人およびボーダー的素質を共有する我々自身が、難局にどう向かい合っていくのかを宿題にしていこう。

そしてこの先もボーダーの治療研究が進み、臨床の経験が積み上げられていくことを衷心より祈っている。ボーダーの人と実際に行き来するのはなかなか大変だとしても、双方がいくらかなりとも生きやすい社会になっていくよう願ってやまない。拙著を読まれた方がボーダーに関心を持たれ、他の本などで理解を深めていただけたらありがたいことである。

拙著は心子という一人の女性が、この世に生きた証左を残すことが第一の役割だと思う。心子の足取りを書き記すことによって、彼女の生と死をより意義あるものにしていきたい。僕自身は彼女の真の苦しみを知ることはできず、傍らの立場から語らせてもらうだけだが、それが僕にできることだと愚考する。ご意見、ご感想をいただければ幸いだ。もし某《なにがし》かでも胸に感じていただけるものがあったら、望外の喜びである。

人のために身を献じることをいささかも厭《いと》わなかった心子も、ボーダーの人たちが受け入れられる一里塚となることができれば、きっと心底から喜んでくれるに違いない。心子は精神科医になって、心の病に苦しむ人をたった一人でも救えたら、自分は死んでもかまわないと悲願していた。

「あたしは、患者さんが心を休めていってくれる木陰になりたい。患者さんが癒されてそこを離れていったら、あたしのことなんか忘れていいの」

それが心子の本望なのかもしれない。

苦しみのない人生は、人生の名に値しない。涙のない人生は、生きるに値しない。笑顔がなくては生きていけない。心子はそれらを一心に刻み込んでいったのである。心子は、小さいけれども、深く重い足あとを、くっきりと、いくつも残していった。この足あとを誓って消すことなく、いかにたどっていくか、それは僕が与《あずか》っている務めだと思う。我々の心神のテーマを見つめ、愛情というものがいかに大切であるかを知り、実践していくことが、心子の命に応えることになるだろう。

僕の部屋には今、父母の遺影の隣に心子の笑顔が並んでいる。毎朝三人に手を合わせ、お祈りをするのが日課だ。月に一度、心子の墓前へ会いに行くのも楽しみな習慣になっている。今は穏やかに、平和に暮らしているだろう心子に、この本を捧げたい。

なお、「境界に生きた心子」のブログとミクシィを左記に開設している。拙著やボーダーに関する記事その他を載せているので、是非ご覧いただきたい。

http://blogs.yahoo.co.jp/geg07531

http://mixi.jp/show_profile.pl?id=4324207

最後に、関係者の方々はじめ、拙著の執筆に当たってご協力くださった何人もの方々に、心からの謝意を申し上げたい。どうもありがとうございました。

二〇〇八年十月

稲本　雅之

【参考文献】

「ボーダーラインの心の病理」町沢静夫（創元社）一九九〇
「ボーダーライン」町沢静夫（丸善ライブラリー）一九九七
「境界例」河合隼雄、成田善弘（日本評論社）一九九八
「境界例と自己愛の障害」井上果子、松井豊（サイエンス社）一九九八
「境界例の治療ポイント」平井孝男（創元社）二〇〇二
「人格障害かもしれない」磯部潮（光文社新書）二〇〇三
「境界性人格障害＝ＢＰＤ（ボーダーライン・パーソナリティ・ディスオーダー）」
ポール・メイソン、ランディ・クリーガー／荒井秀樹、野村祐子、束原美和子　訳
（星和書店）二〇〇三
「魂（こころ）の穴」山口麗子（文芸社）二〇〇三
「多重人格……でも私はママ」宇賀直子、秀人（ぶどう社）二〇〇三
「パーソナリティ障害」岡田尊司（ＰＨＰ新書）二〇〇四
「境界性人格障害のすべて」ジェロルド・Ｊ・クライスマン、ハル・ストラウス
／白川貴子　訳／星野仁彦　監修・解説（ＶＯＩＣＥ）二〇〇四
「妻は多重人格者」花田深（集英社）二〇〇四
読売新聞・医療ルネサンス「境界性人格障害」「続・境界性人格障害」二〇〇三
「境界例と自己愛の障害からの回復」http://homepage1.nifty.com/eggs/

「普通に生きられない人たち」磯部潮（河出書房新社）二〇〇五
「自傷行為とつらい感情に悩む人のために」ロレーヌ・ベル／井沢功一郎、松岡律　訳（誠信書房）二〇〇六
「境界性人格障害＝ＢＰＤ　実践ワークブック」Ｒ・クリーガー、Ｊ・Ｐ・シャーリー／遊佐安一郎、遊佐未弥　監訳／野村祐子、束原美和子、黒澤麻美　訳（星和書店）二〇〇六
「問題少女」長田美穂（ＰＨＰ研究所）二〇〇六
「パーソナリティ障害がわかる本」岡田尊司（法研）二〇〇六
「境界性パーソナリティ障害　最新ガイド」Ｊ・Ｇ・ガンダーソン、Ｐ・Ｄ・ホフマン／林直樹、佐藤美奈子　訳（星和書店）二〇〇六
「人格障害のカルテ［実践編］」阿保順子、犬飼直子（批評社）二〇〇七
「ＢＰＤを生きる七つの物語」ジェロルド・クライスマン、ハル・ストラウス／吉永陽子　訳（星和書店）二〇〇七
「パーソナリティ障害とむきあう」林直樹（日本評論社）二〇〇七
「パーソナリティ障害　患者・家族を支えた実例集」林公一（保健同人社）二〇〇七
「パーソナリティ障害」福島章（日本評論社）二〇〇八
「ＢＰＤのＡＢＣ」Ｒ・クリーガー、Ｅ・ガン／荒井秀樹、黒澤麻美　訳（星和書店）二〇〇八

本書は『境界に生きた心子』（新風舎、二〇〇五年）を修正し、加筆したものです。

□著者プロフィール

稲本　雅之（いなもと まさゆき）

京都大学工学部建築系学科中退
日本映画製作者連盟城戸賞、小学館新人コミック大賞、
　講談社ちばてつや賞受賞
小学館ビックコミックス『生死命（いのち）』1・2巻他

境界に生きた心子

2009年2月21日　初版第1刷発行

著　者　稲本雅之
発行者　石澤雄司
発行所　株式会社 星和書店

東京都杉並区上高井戸1−2−5　〒168-0074
電話　03(3329)0031（営業）／03(3329)0033（編集）
FAX　03(5374)7186
http://www.seiwa-pb.co.jp

©2009　星和書店　Printed in Japan　ISBN978-4-7911-0693-6

境界性人格障害＝《イコール》BPD

ボーダーライン・パーソナリティー・ディスオーダー

はれものにさわるような毎日をすごしている方々へ

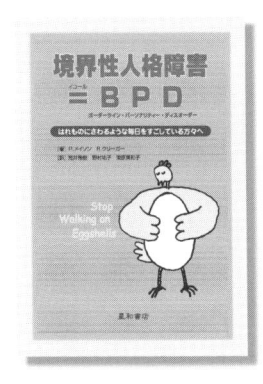

［著］P・メイソン、R・クリーガー
［訳］荒井秀樹、野村祐子、
束原美和子

A5判　352頁　本体価格 2,800円

周りの人を絶望的にさせる
不可解な行動をとる人たちに

もうびくびく
しなくてもいいの？

境界性人格障害をもつ人のまわりには、彼らの行為に困惑し、苦痛に耐えながら日々を過ごしている人が大勢います。本書は臨床医をはじめ家族や友人の方々が、そのような行為に振り回されずに彼らと付き合うにはどうすればよいか、その対処方法を、たくさんの体験談を交えながら、わかりやすく、具体的に説明したものです。

発行：星和書店　http://www.seiwa-pb.co.jp　価格は本体（税別）です

境界性人格障害
＝《イコール》ＢＰＤ《ボーダーライン・パーソナリティー・ディスオーダー》
実践ワークブック

はれものにさわるような毎日を
すごしている方々のための具体的対処法

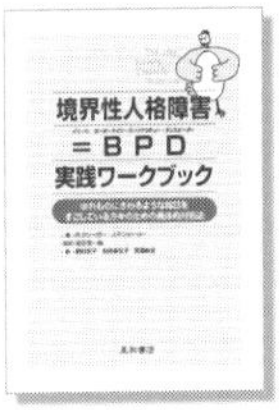

［著］R・クリーガー、J・P・シャーリー
［監訳］遊佐安一郎
［訳］野村祐子、束原美和子、黒澤麻美
A5判　336頁　本体価格 2,600円

問題行動に対処する
スキルを身につける

自分にとって大切な人に傷つけられ、振り回されて、囚われの身のように無力に感じていませんか？ 本書は、そんな相手の問題行動に対処するために必要なスキルを身につけるのに役立ちます。一連のアクション・ステップでは、クイズに答えるように楽しく問題を解いたり練習課題を実践したりしながら段階的に効率よく学べて、丁寧な解説もついています。本書で自分の人生を取り戻すための一歩を踏み出してください。

※本書は『境界性人格障害＝BPD ―はれものにさわるような毎日をすごしている方々へ―』をさらに発展させたワークブックです。

発行：星和書店　http://www.seiwa-pb.co.jp　価格は本体(税別)です

好評発売中

ここは私の居場所じゃない

境界性人格障害からの回復

境界性人格障害を生き、
愛を発見した女性の物語

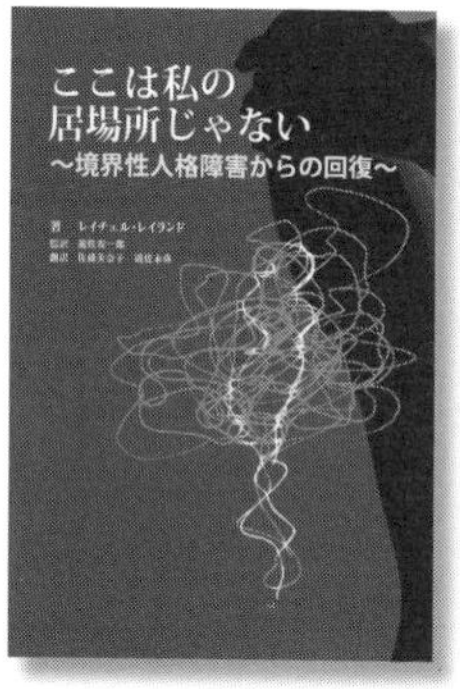

［著］レイチェル・レイランド

［監訳］遊佐安一郎　［訳］佐藤美奈子、遊佐未弥

四六判　736頁　本体価格 2,800円

本書は、著者がすばらしい治療者と出会い、その治療を受けて境界性人格障害（BPD）を克服していく波乱多き成長の旅路の記録である。BPDを持つ人の傷つきやすさ、生きていくうえでの苦悶と苦闘、自分を受け入れることのできない苦しさの中で、必死で生きようとしている生き様が、すばらしい表現能力で生き生きと伝わってくる。とても感性が豊かで、豊か過ぎるために傷つきやすい著者レイチェル。本書は、愛情を非常に大切にした1人の人間の愛の軌跡でもある。

発行：星和書店　http://www.seiwa-pb.co.jp　価格は本体(税別)です

境界性
パーソナリティ障害は
必ず良くなる！

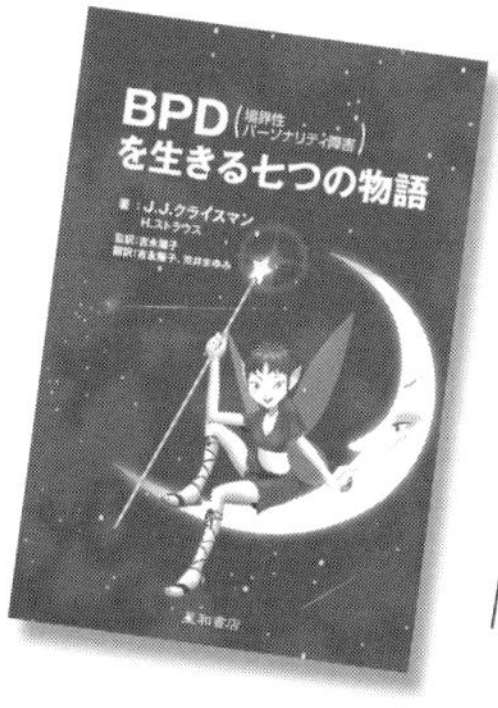

わかりやすい説明によって
専門家以外の方でもBPDの
最新知識を得ることができます。

BPD（境界性パーソナリティ障害）を生きる七つの物語

［著］J・J・クライスマン／H・ストラウス
［訳・監訳］吉永陽子 ［訳］荒井まゆみ
四六判　528頁　本体価格 2,500円

BPDを抱えて生きる、BPDの間近で生きるとはどういうことなのでしょうか？本書は、症例をリアルな物語形式で紹介することによって、教科書的な知識だけではなく、BPDを生きるということはどういうことか実感できるようになっています。BPDの人の心模様を垣間見ながら、噛み砕いたわかりやすい説明によって専門家以外でもBPDの基礎から最新知識を得ることができます。そして読み終われば、たとえタフな闘いになろうともBPDは必ず良くなる、という希望を持つことができます！

発行：星和書店　http://www.seiwa-pb.co.jp　価格は本体（税別）です

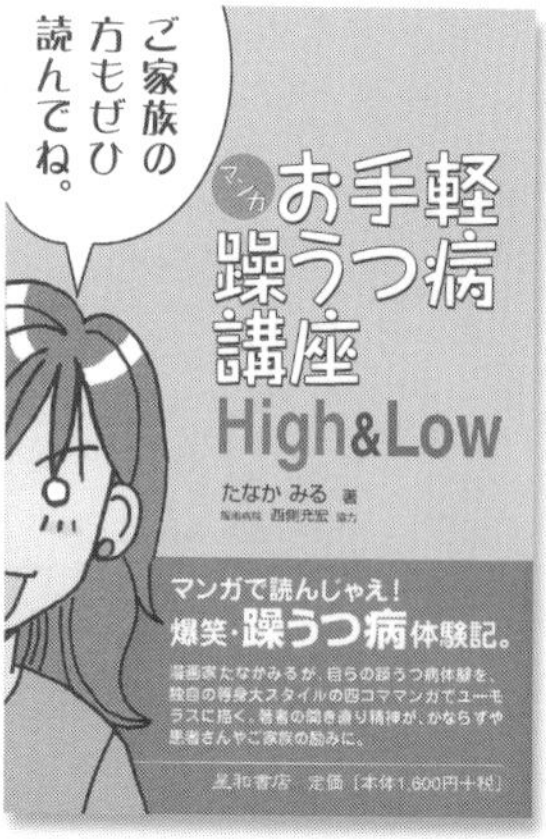

マンガ

お手軽躁うつ病講座 High&Low

［著］たなかみる ［協力］阪南病院 西側充宏

四六判 208頁 本体価格 1,600円

マンガで読んじゃえ！ 爆笑・躁うつ病体験記。

漫画家たなかみるが、自らの躁うつ病体験を、独自の等身大スタイルの四コママンガでユーモラスに描く。著者の開き直り精神が、かならずや患者さんやご家族の励みに。

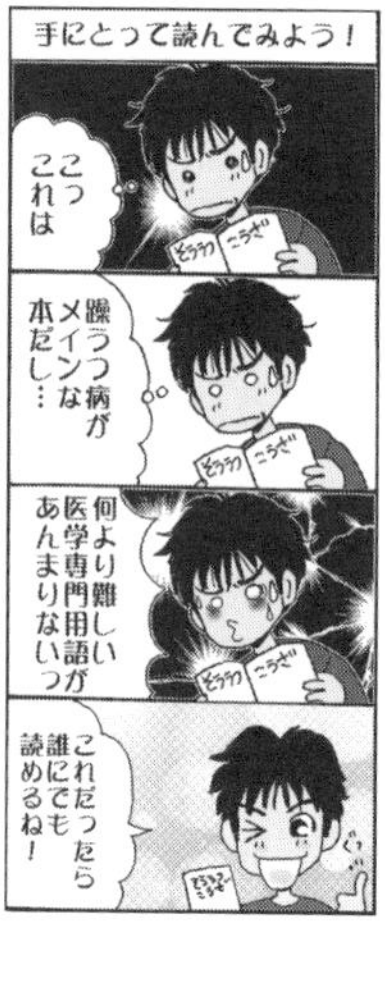

発行：星和書店 http://www.seiwa-pb.co.jp 価格は本体(税別)です

マンガ

境界性人格障害&《アンド》躁うつ病REMIX《リミックス》

日々奮闘している方々へ。マイペースで行こう！

［著］たなかみる

四六判　196頁　本体価格 1,600円

『マンガ お手軽 躁うつ病講座 High＆Low』に続く第2弾！

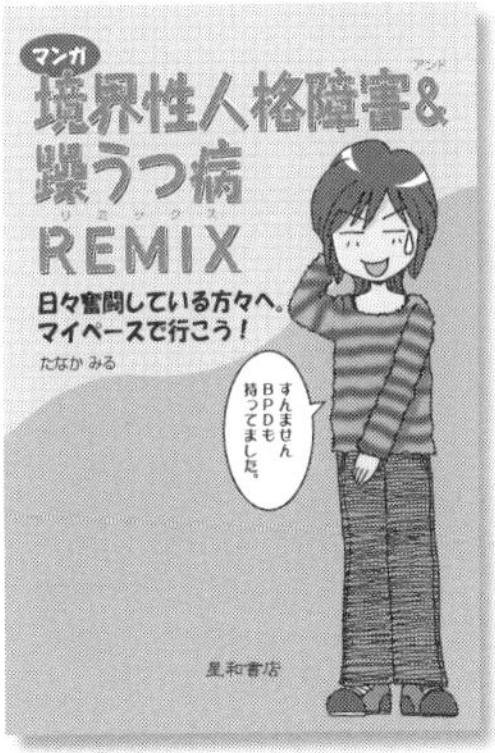

患者さんや家族の方に
おすすめの
おもしろ体験記。

なんと境界性人格障害が隠れていた？
躁うつ病に境界性人格障害を併せ持つ漫画家たなかみるが、
ユーモアいっぱいにマンガでつづる爆笑体験記。

発行：星和書店　http://www.seiwa-pb.co.jp　価格は本体（税別）です

マンガ
リストカット症候群から卒業したい人たちへ
—ストップ・ザ・カッティング—

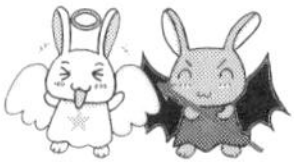

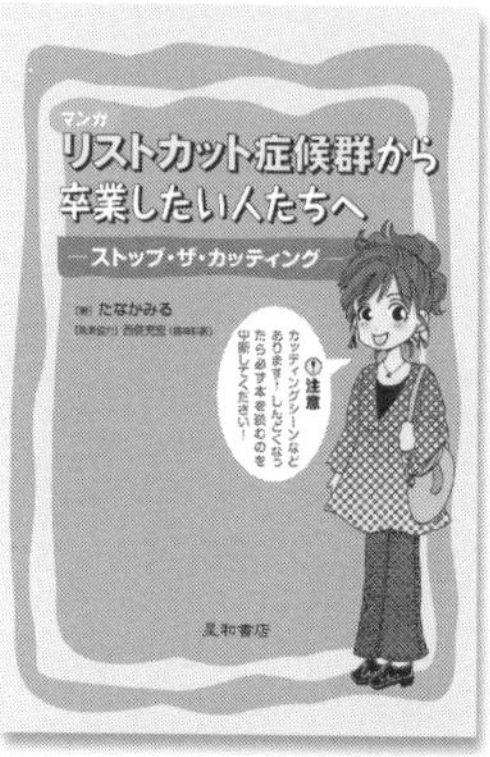

［著］たなかみる
［執筆協力］精神科医 西側充宏
四六判　192頁　本体価格 1,600円

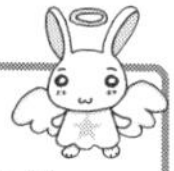

注意
カッティングシーンなど
あります！
しんどくなったら必ず本を
読むのを中断してください！

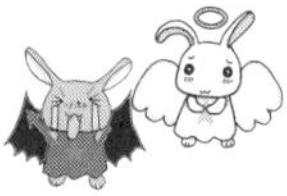

リストカット症候群をどう乗り越える？

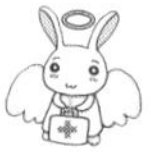

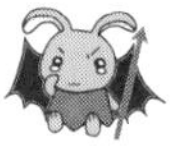

漫画家たなかみるが出会った、リストカット症候群（と摂食障害）をもつ仲間たちの体験談が盛りだくさん！病をもつ人たちの心の声を解き放ち、回復の道のりを探りました。とってもキュートなおまけシール付き！

発行：星和書店　http://www.seiwa-pb.co.jp　価格は本体（税別）です

BPD（＝境界性パーソナリティ障害）をもつ子どもの親へのアドバイス

両親が自分や家族を犠牲にすることなく BPDを持つ子を援助するために

『境界性人格障害＝BPD』の著者ランディ・クリーガーが、BPDと診断された子どもの親250人の経験に基づいて、苦しい毎日を送っている親御さんに理解しやすく具体的なアドバイスと希望を与える。

［著］ランディ・クリーガー、K・ウィンクラー
［訳］荒井秀樹、佐藤美奈子　A5判　172頁　本体価格 1,900円

愛した人がBPD（＝境界性パーソナリティ障害）だった場合のアドバイス

精神的にも法的にもあなたを守るために

はれものにさわるように生活している人達に、虐待的な行動に直面している人達に、BPD（境界性パーソナリティ障害）を持つ人にどう対応すればいいのか。本書は、実践的アドバイスをお届けする。

［著］ランディ・クリーガー、K・A・ウィリアム－ジャストセン
［訳］荒井秀樹、佐藤美奈子　A5判　264頁　本体価格 2,200円

発行：星和書店　http://www.seiwa-pb.co.jp　価格は本体（税別）です

境界性パーソナリティ障害最新ガイド

治療スタッフと家族のために

境界性パーソナリティ障害についての最新情報と実用的な対応策を網羅した、治療者及び家族にとって必携の書。診断にとどまらず、治療法、自殺関連行動・自傷行為、家族の体験記、家族のサポート体制などについて詳しく解説している。また、家族の理解を深めるために主要なメッセージとキーワードを取り上げ、わかりやすく説明するなど、みんなで学べる内容となっている。

［編］J・G・ガンダーソン、P・D・ホフマン
［訳］林 直樹、佐藤美奈子　四六判　328頁　本体価格 2,600円

マスターソン

パーソナリティ障害

本書は、マスターソンの四十年にわたる人格障害研究の集大成と言ってよい。境界性人格障害だけでなく自己愛性人格障害、スキゾイド人格障害についても自己の障害の観点からその病理と治療を詳細に論じているが、マスターソンの本領は治療経過の生き生きとした記述にあり、そこでの介入の記述はきわめて明確かつ具体的である。精神分析的治療者だけでなく、精神分析になじみの薄い治療者にも一読の価値ある書物である。

［著］ジェームス・F・マスターソン
［訳］佐藤美奈子、成田善弘　A5判　412頁　本体価格 3,800円

発行：星和書店　http://www.seiwa-pb.co.jp　価格は本体（税別）です